아보 도오루

체온
면역력

아보 도오루
체온
면역력

아보 도오루 지음 | 김기현 옮김 | 한승섭 감수

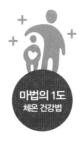

마법의 1도
체온 건강법

Ｕ 중앙생활사

　최근에 체온이 낮은 사람이 증가하고 있다는 말이 자주 들리는데, 이는 성인의 아토피나 화분증(花粉症)이 증가하고 있는 것과도 관계가 있습니다. 사실인즉 암이나 류머티즘, 아토피를 비롯해 병을 앓고 있는 사람은 모두가 저체온(低體溫)인 것입니다.

　병에 걸린 사람은 체온이 36℃를 넘지 못합니다. 그러다가 병이 나아짐에 따라 체온이 상승하고, 36℃를 넘었을 때에는 어떠한 병도 낫게 되는 것입니다.

　서양의학에서는 '냉증(冷症)'이라는 개념을 경시하고 있는 듯합니다. 그래서인지 냉증이 있다 해서 환자에게 특별히 어드바이스하는 일은 없습니다.

　이와 달리 동양의학에서는 예부터 냉증에 주목하여 몸을 따뜻하게 하는 것의 중요성을 설명하고 있습니다. 그러나 냉증이 어디에서 오는가의 이론은 막연한 것으로 여겨집니다. 어째서 한방약이 효과가 있는가, 몸을 따뜻하게 하는 것이 왜 좋은 것인가라는 그 메커니즘을 모르면, 자기가 생각해서 대처할 수 없고 의사나 약에만 매달려 잘못된 치료를 받게 될지도 모릅니다.

그래서 이번에 동양의학의 냉증이라는 개념을 서양의학의 분석방법으로 해명해보았습니다. 나는 이 연구를 '체온면역학(體溫免疫學)'이라 명명하고, 체온을 이용하여 자기 몸의 상태를 관리하는 힘을 '체온면역력(體溫免疫力)'이라고 부릅니다.

목욕이나 자세, 어떠한 기분을 갖는가에 따라서 체온을 올리고, 면역력을 높일 수가 있습니다. 이 책에 체온계 하나로 자기의 건강상태를 알고, 지금 무엇을 할 것인가를 스스로 판단할 수 있도록 구체적인 방법을 제시하였습니다. 이 책이 조금이라도 체온면역력을 길러내는 지침이 되기를 바랍니다.

아보 도오루(安保徹)

Contents

7장
체온면역력을 높이는 식습관

인생은 면역세포에 의해서
지배되고 있다

'잠자리 멱 감기식 목욕'을 하는 사람은 면역력이 낮다

온천에 가거나 대중탕에 갔을 때 욕조에서 사람들이 하는 행동을 보면 가지각색입니다. 눈을 지그시 감고 보기에도 기분 좋은 듯 물 속에 느긋하게 잠겨 있는 사람이 있는가 하면, 성급한 사람도 있습니다. 재빨리 몸을 씻고 욕조에는 겨우 수초 동안만 들어가 있다가 눈 깜짝할 사이에 뛰어나가 탈의실로 가버리는 사람도 있습니다.

이러한 사람을 볼 때마다 모처럼 편하게 쉴 수 있는 곳인데 제대로 목욕을 즐기지 못하니 참으로 아깝다는 생각을 합니다. 동시에 그 사람의 건강이 매우 염려됩니다.

욕조에 느긋하게 잠길 수 없는 사람, 말하자면 '잠자리 멱 감기' 유형의 사람은 아마 탕 속에 잠겨도 기분이 좋지 않을 것입니다. 탕의 물이 매우 뜨겁게 느껴지고 마음이 급해서 아무래도 오랫동안 몸을 담그고 있을 수 없는 것입니다. 그러니 금방 욕조에서 나가버리는 것이지요.

그렇다면 느긋하게 물에 잠기는 사람은 뜨거운 탕을 좋아하는 것일까요. 그렇지 않습니다. 건강한 사람은 체온도 건강한 온도를 유지하고 있으므로 괜찮지만, '잠자리 몍 감기' 유형의 사람은 체온이 낮기 때문에 같은 탕에서도 뜨겁게 느껴지는 것입니다.

체온이 낮은 사람은 자기의 상태를 잘 느끼지 못하겠지만 몸의 밸런스가 무너져 면역력(免疫力)이 저하되어 있는 것입니다. 당장에는 병이라 할 수 있는 증상이 나타나지 않더라도 머지않아 무엇인가 모르지만 몸의 부조(不調)를 호소하게 될 것입니다.

자신이 '잠자리 몍 감기'를 한다고 느끼는 사람은 잠깐 동안 생활을 반성해 보십시오. 휴식도 얼마 취하지 않고 매일 기운차게 일을 하고, 밤에는 회식 등에서 호쾌하게 먹고 마시고, 집에 와서는 그야말로 잠자리 몍 감듯이 목욕을 한 후 이부자리에 들어가고, 다음 날 아침에는 수면 부족인 채 출근하는 식의 생활이 아닌가요?

이렇듯 여유 없는 생활이 저체온(低體溫)을 초래하는 커다란 요인이 되고 있는 것입니다.

부부가 나란히 병을 얻다

"부부가 함께 쓰러지다"라고 말하면, 흔히들 나이 든 부인(남편)이 나이 든 남편(부인)의 병시중을 드는 '노노(老老) 간병' 때문일 것이라고 생각합니다.

그러나 치매나 뇌졸중으로 반신불수가 된 반려자를 간호하는 나이 든 부

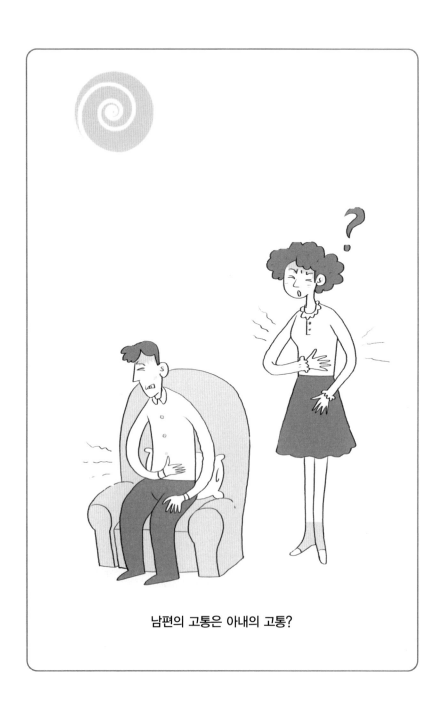

남편의 고통은 아내의 고통?

부뿐만 아니라 젊은 부부에게도 비슷한 일이 벌어집니다.

남편이 암에 걸려 간병에 심혈을 쏟는 중에 이번에는 아내가 암에 걸리거나, 암이 아니라도 어떤 중병에 걸려 쓰러지는 경우가 있지요. 의료업에 종사하다 보면 이러한 경우를 자주 목격하게 됩니다. 당신의 주변에도 하나둘 생각나는 사례가 있지 않습니까?

왜 가정 내에 이러한 불행이 연속적으로 일어나는 걸까요. 부부 혹은 가족이 같은 병에 걸리는 것에 대해서 "유사한 것을 먹고, 비슷한 생활을 하고 있다거나 유전적인 체질의 관계, 동일한 주거환경 등이 그 이유가 아닌가"라고 말하는 사람들이 많습니다.

그러나 진짜 원인은 딴 곳에 있다고 단언할 수 있습니다. 어떠한 부부이든 같은 지붕 아래에서 살다 보면 모르는 사이에 동일한 고민이나 괴로움을 공유하기 마련입니다. 부부싸움으로 서로 언쟁을 하는 것은 물론이고, 부인이 고부갈등이나 자식문제로 고민하기도 하고, 남편이 하는 일에 고민을 지니고 있으면 반려자도 평안할 수가 없습니다.

이러한 심리적 부담은 저체온을 초래하므로 누군가 한 사람이 저체온이 되어 병에 걸리기 쉽게 되며, 다른 한 사람도 어김없이 저체온이 되어 있기 마련입니다. 생활 공동체의 부부는 몸속도 공동체로 되어 있기 때문에 나란히 동일한 병에 걸리게 되는 것입니다. 물론 어린애 등 같은 집에 살고 있는 가족에 대해서도 동일한 말을 할 수가 있습니다.

이를 바꿔 말하면, 설령 병에 걸려도 어느 한쪽이 적극적이고 긍정적인 태도로 밝게 생활하게 되면 그것이 상대방에게도 전달되어 병도 빨리 낫고 반려자가 병으로 쓰러지는 일도 없을 것입니다.

30kg의 물동이를 나르는 자세가 건강의 근원

인도의 수도가 없는 마을에서 아직 15세밖에 되지 않은 소녀가 샘이나 강에서 20kg의 물을 물동이에 담아 매일 여러 번 왕복으로 물을 나른다는 기사를 읽은 적이 있습니다. 물만 20kg이니까 물동이의 무게를 합산하면 30kg 가까이 될 것입니다.

우리 연배의 사람이면 어린 시절에 목욕통에 물을 채우기 위해서 꽤나 물 나르기를 했던 경험을 가진 사람이 많이 있을 것입니다. 그것이 얼마나 힘겨운 중노동이었는지 생각이 납니다.

겨우 15세의 소녀가 30kg이나 되는 물동이를 머리에 이고 운반한다는 것은 정말 대단한 힘인 것 같습니다. 그러나 그녀는 어떤 특별한 장사(壯士)는 아닙니다. 그 마을의 소녀들은 누구나 그와 같은 일을 하고 있는 것입니다.

물통을 머리 위에 얹거나 어깨에 메고 있는 사람의 사진이나 그림을 볼 기회가 있으면 그 사람의 자세를 눈여겨보세요. 모두가 실로 좋은 자세를 갖고 있을 것입니다. 새우등이거나 힘없이 고개를 숙이는 자세로 물 나르기를 하고 있는 모습은 찾을 수가 없을 것입니다.

무거운 짐을 든다는 것은 그만큼 커다란 중력이 몸에 걸리는 것입니다. 이 중력을 깔끔히 받아넘기려면, 근육에 가장 적게 부담이 되는 자세를 취하지 않으면 안 됩니다. 올바른 자세라는 것이 바로 이 자세인 것입니다.

그래서 연약한 여성도 30kg 정도의 물을 들 수 있는 것이지요.

좋은 자세라는 것은 뼈를 지탱해주는 근육의 밸런스가 좋다는 뜻입니다. 근육의 밸런스가 좋으면 혈관도 곧게 신장되니까 혈액순환이 정체 없이 이루어집니다. 또한 근육을 균등하게 움직임으로써 전신의 혈액순환이 좋아지고 체온이 상승하며 대사작용이 활발하게 이루어집니다.

좋은 자세는 건강뿐만 아니라 아름다움과 젊음의 원천(源泉)이기도 합니다. 그런데 당신의 자세는 어떠한가요?

새가 하늘을 날 때의 체온은 41℃

하늘을 나는 새를 부러워했던 인류는 마침내 비행기를 만들어 날 수 있게 되었지요. 점보제트기 같은 거대한 물체가 어떻게 하늘을 날게 되었는가는 여기서 너무 깊이 생각하지 않기로 하겠습니다만, 한 가지 알아둘 것은 그만한 거구(巨軀)를 지구의 중력을 이기고 이륙시키기 위해서는 엄청난 에너지가 필요하다는 사실입니다.

그렇다면 새는 어째서 그렇게도 간단하게 하늘을 날 수 있을까요? 참새들은 짹짹거리면서 순간적으로 날아가 버립니다. 새는 날개가 있으니까? 새는 가벼우니까? 정답은 새는 체온이 높기 때문입니다.

같은 항온동물(恒溫動物)이라도 종류에 따라 체온이 다소 다른데, 그 중에서 체온이 높은 것은 조류(鳥類)입니다. 어떤 새이든 대체로 41~43℃는 됩니다. 우리 인간의 경우에는 죽게 되는 고온이지요. 이 정도의 열에너지가 없으면 아무리 가벼운 새라도 중력의 벽을 뚫고 날아오를 수 없습니다.

새의 높은 체온이 제트엔진의 에너지를 대신하는 격이지요.

아무래도 새는 체온이 41℃ 이상이 아니면 하늘을 날 수 없는 것 같습니다. 새 종류에 들어가는 닭의 경우 체온이 40℃밖에 안 됩니다. 하늘을 날고 싶어도 체온이 부족하여 날 수 없는 것이지요.

박쥐는 41℃밖에 체온이 없습니다. 하늘을 날기에는 빠듯한 체온이지요. 재미있는 일은 나무에 매달려 있을 때의 박쥐는 30℃대의 체온밖에 되지 않는다는 것입니다. 물론 이것으로는 날 수 없기 때문에, 날려고 할 때에는 부들부들 몸을 진동시켜 체온을 41℃까지 올립니다.

그렇다면 우리 인간도 41℃ 이상이 되면 날 수 있을까요. 물론 새보다 훨씬 무거운 몸이기 때문에 더욱 높은 에너지가 없으면 날 수 없습니다. '철완(鐵腕) 아톰(Atom : 일본 애니메이션 만화의 주인공)'처럼 발에 제트엔진장치라도 붙일 수밖에 없을 것입니다.

여성은 '난(暖)', 남성은 '습(濕)'이 장수의 비결

내 고향인 아오모리(靑森) 현에, 옛날 '시카나이(鹿內) 선인(仙人)'이라 불리는 사람이 있었습니다. 핫코다산(八甲田山 : 8개의 봉우리가 솟아있는 1,584m의 산)의 안내인을 했던 그는 전쟁 전과 후를 통하여 500명 이상의 조난자를 구출했다고 전해집니다.

또한 이 선인은 장수를 누렸다는 것으로도 유명합니다. 80세 넘게 살았다고 전해지나, 일설에는 98세 또는 100세까지 살았다고도 전해집니다.

사실 아오모리 현은 평균수명이 일본에서 가장 낮은 현입니다. 추위 때

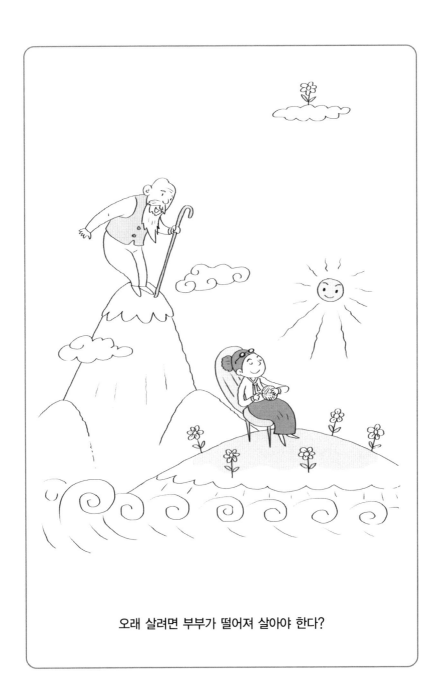

오래 살려면 부부가 떨어져 살아야 한다?

문에 몸을 긴장시키게 되는 이 땅의 준엄한 기후가 생명을 단축시키고 마는 것입니다. 그 속에서 시카나이 선인이 장수할 수 있었던 것은 습도가 높은 지대에서 살았기 때문이라고 나는 생각합니다.

그 사람이 선인이라 불리게 된 이유는 구름이 항상 뭉게뭉게 피어오르고 안개 낀 곳에 산막(山幕)을 짓고 살았기 때문입니다. 면역학적으로 말하면, 이처럼 공기가 희박하고 습도가 높은 장소는 흥분하기 쉬운 남성에게 있어서 심신의 긴장을 풀어줄 수 있는 절호의 장소라고 할 수 있습니다.

그렇다면 나도 그러한 장소에 아내와 함께 이주해서 살아볼까 하고 생각하는 사람이 있겠지만, 남편은 좋아도 아내가 명을 단축할지도 모르는 일입니다. 여성은 추위에 약하기 때문에 오래 살려면 오키나와(沖繩), 규슈(九州), 시코쿠(四國) 등 기후가 온난한 지역이 알맞습니다. 실제로 여성의 평균수명이 오키나와를 선두로 하여 이들 온난한 기후의 현이 높은 것으로 조사되었습니다.

몸의 열은 근육에서도 만들어지나, 여성은 근육의 양이 남성보다 적기 때문에 곧 식어버립니다. 몸의 냉기(冷氣)는 저체온의 원인이 되기 때문에 건강의 적입니다. 여성이 건강하게 오래 살고 싶으면, 어쨌든 간에 몸이 냉하지 않도록 하는 것이 중요합니다.

부부가 서로 다른 장소에서 살 수는 없고, 오래 살기 위해서 이사를 간다는 것도 어려운 일입니다. 환경의 결함을 제거하는 방법은 여러 가지가 있습니다. 이 책에 그러한 내용을 담고 있으므로 참고하기 바랍니다.

맥박에 따라 기분이 변한다

평상시의 맥박수에서 그때의 기분을 대체로 알 수 있습니다. 중요한 이야기를 하기 전의 마음상태나, 컨디션이 나쁘다고 느끼는 경우의 판단 자료로 맥박과 기분의 관계를 알아둡시다.

[맥박 측정 방법]
손목 안쪽에서 맥을 찾아 시계의 초침을 보면서 1분간 잽니다. 15초간의 수치를 4배해도 됩니다.

엄지손가락 쪽의 손목 근처가 측정하기 쉽습니다.

결과는 여기 ☞

80 이상
기뻐서 어쩔 줄을 모른다. 또는 몹시 화가 나 있다. 누군가에게 말을 걸고 싶다.

75 이상
무엇이건 잘될 것 같은 기분이다.

70 이상
"자, 하겠다"는 기분이 된다. 일이나 공부가 진척된다.

65 이상
특별히 기분에 좌우되지 않는다.

60 이상
힘이 없다. "빨리 일을 해치우자"는 기분이다.

55 이상
침울해진다. 술을 마시고 싶다

50 이상
슬프고 고통스럽다. 혼자 있고 싶다.

해 설

[과립구와 림프구의 1일 변화]

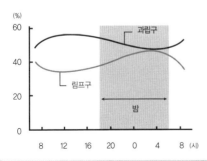

● **면역세포가 기분을 결정한다**
우리의 기분은 면역세포의 리듬에 좌우됩니다. 과립구가 증가하면 맥박수가 늘어나고, 이유 없이 기분이 좋아집니다. 반대로 림프구가 증가하면 맥박수가 줄고 이유 없이 슬퍼집니다. 밤에 썼던 편지를 아침에 읽고 찢어버렸던 경험은 바로 면역세포의 영향을 받은 것이라고 말할 수 있습니다.

1장

병마와 싸우는
면역免疫의 메커니즘

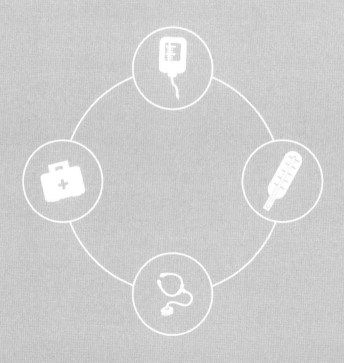

병으로부터
몸을 지키는 시스템이다

우리의 생활환경은 10년 전에 비해서 현격하게 위생적으로 되어 있다고 말을 합니다. 그렇기는 해도 수많은 세균과 바이러스는 사방 군데에 우글거리고 있습니다. 더욱 무서운 이야기를 하자면, 우리의 몸속에서는 매일 암세포가 생겨나고 있으며, 틈만 나면 증식을 거듭하여 우리 몸을 좀먹으려 하고 있습니다.

이와 같이 미크로의 수준에서 우리 몸을 살펴보면 그럴 듯한 공포영화에 비길 수 있는 공포가 바로 우리 곁에 있는 것입니다.

그러나 우리 몸은 여간해서는 세균이나 바이러스에 지지 않고, 체내의 암세포까지도 격퇴하면서 건강하게 지냅니다. 그 이유는 우리 몸에 갖추어진 면역시스템이 있기 때문입니다.

일반적으로 우리 몸의 면역시스템은 크게 2가지의 계통으로 나누어집니다.

하나는 원래 갖추어진 '자연면역력(自然免疫力)'으로, 흔히 말하는 자연치유력(自然治癒力)이라고 생각하면 될 것입니다.

다른 하나는 후천적으로 생활 등에 적응되어 얻어지는 '획득면역력(獲得

免疫力'입니다. 유행성 이하선염이나 홍역 따위의 감염증에 대한 면역력으로 대표되듯이 살아가는 동안에 몸이 획득하는 면역입니다. 이 면역은 1회전에서는 병이 나서 무승부로 끝나지만 2회전부터는 대전 상대의 데이터를 기억하고 있기 때문에 저절로 이기게 됩니다.

다시 말하자면 세균의 침입을 막기도 하고 체내에 생겨난 암세포 같은 이상사태를 항상 감시하여 병의 발생을 정지시키는 작업을 하는 것이 자연면역의 수비범위이며, 바이러스에 감염된 경우 싸워서 병을 진압하는 일은 획득면역이 자신 있게 처리하는 역할입니다.

이 두 계통은 각자의 면역체계에서 작동하는 '면역세포'가 자신 있게 작용하는 분야에 의해서 지탱되는 것입니다. 두 시스템이 연동(連動)하고 순조롭게 작동함으로써 우리 몸은 내부에 침입한 적에 대해서 대처할 수가 있고 건강을 유지하는 것입니다.

일상생활에서의 면역

한 예로서 여성에 대해서 익숙하지 못하기 때문에 사랑의 병이 중증이 되거나, 실연했을 때 극단적으로 상처를 입는 남성을 "여성에 면역이 안 되어 있다"라고 말합니다. 이는 면역이 생기면 두 번 걸리지 않는다는 사실에서 온 말입니다.

분명한 것은 어느 정도 익숙해져서 면역이 생기면 과잉반응은 하지 않게 되지만, 지나치게 익숙해지는 것도 고려할 사항입니다. 면역시스템은 밸런스가 중요합니다.

자율신경의
밸런스가 중요하다

우리 인간은 자기 의사에 따라 심장을 멈추게 하거나 움직일 수 없습니다. 음식을 먹었을 때 위나 장을 움직이는 것도 자기 의사로 되는 것이 아닙니다. 그렇다면 도대체 어떻게 해서 이들 장기(臟器)가 움직이는 것일까요?

이처럼 자기 의사와는 관계없이 생명 유지에 불가결한 기능을 유지, 통제하고 있는 것이 자율신경입니다. 자율신경에는 교감신경(交感神經)과 부교감신경(副交感神經)이 있는데, 각자 뇌의 시상하부(視床下部)로부터 오는 지령을 받아 상황에 따른 작동을 합니다.

그런데 이 자율신경이 면역시스템과 깊은 관계가 있다는 것이 명백히 밝혀졌습니다. 아보 면역시스템론 중에서도 가장 중요한 키워드가 되는 과립구(顆粒球)와 림프구(lymph球)라는 면역세포가 있는데, 이 둘은 자율신경과 밀접한 관계에 있습니다. 교감신경이 우위에 있는 경우에는 과립구의 작용이 활발해지고, 부교감신경이 우위에 있는 경우에는 림프구의 작용이 활발해집니다. 간단히 말해서 '과립구 = 교감신경, 림프구 = 부교감신경'이란 도식이 이해되면 복잡한 면역시스템도 쉽게 터득할 수 있습니다.

자율신경과 면역의 관계

자율신경은 면역세포의 증감에도
영향을 미치고 있다.

과립구의
분비를
돕는다.

림프구의
분비를
돕는다.

교감신경

기본적으로 낮 동안의 활동 시에 활발해
진다. 또한 흥분했을 때나 긴장상태에도
우세해진다. 심박수를 증가시키거나, 혈압
을 상승시키는 한편, 위장의 작동을 억제
한다. 사냥감을 쫓듯이 활발히 활동한다
하여 '먹이사냥 신경' 이라고도 불린다.

부교감신경

원칙적으로 야간에 휴식할 때 활발해진
다. 부교감신경이 우위에 서면, 심신이 같
이 릴랙스된다. 소화액의 분비를 촉진하
거나 장관을 활발하게 작동시키는 한편,
혈압을 낮추어 심박, 호흡을 안정시킨다.
수면으로 들어가게 하는 것도 부교감신경
의 역할이다.

자율신경

교감신경과 부교감신경으로 이루어진 자율신경은
혈관을 따라서 전신에 넓게 퍼져 있다.

면역을 관장하는
백혈구

우리 몸을 바이러스나 세균의
침입으로부터 지키는 면역시스템
에서 가장 중요한 역할을 하는 것
은 '백혈구'라 불리는 혈액 중의
세포입니다.

> 혈액 속의 모든 세포는
> 뼈의 중심에 있는 골수에
> 서 만들어진다. 골수에서
> 만들어진 조혈간세포가
> 세포분열하여 적혈구, 백
> 혈구, 혈소판이 된다.

많은 사람들이 백혈구는 한 종류뿐이라고 잘못 알고 있는데 백혈구는 한
종류만 있지 않습니다. 백혈구란 말하자면 총칭이며, 혈액 중에 포함되어
있는 적혈구(赤血球)와 혈소판(血小板) 이외의 세포를 통틀어서 백혈구라고
부릅니다. 이렇게 백혈구에는 여러 종류의 무리가 있으며 각자가 자신 있
는 분야를 가지고 면역시스템을 위해서 일하는 것입니다.

백혈구의 종류는 크게 3가지로 나눌 수 있는데 림프구, 과립구, 매크로
파지(macrophage, 大食細胞)입니다. 그리고 림프구는 T세포, B세포, NK
세포 등 개성적인 역할을 갖는 멤버로 나누어집니다.

혈액 속의 세포

림프구

T세포
흉선(thymus)에서 만들어지기 때문에 T세포라고 불린다. 흉선 아닌 곳에서 만들어진 흉선외분화T세포도 있다.

B세포
T세포의 지령을 받아 공격하기 위한 항체(면역글로불린)를 만든다. 항체 종류에는 IgM, IgG, IgA, IgE 등이 있다.

NK세포
내추럴킬러(natural killer) 세포라고도 부른다. 암세포를 공격하는 세포로 알려져 있다. 적을 통째로 싸서 퇴치하는 작용을 한다는 것도 밝혀졌다.

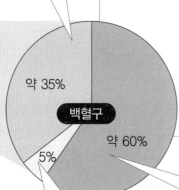

약 35%

백혈구

약 60%

5%

매크로파지(대식세포)

아메바처럼 촉수를 가지고 움직인다. 온몸에 존재하며, 외적을 통째로 삼키는 능력(탐식능)을 갖고 있다. 과립구나 림프구에게 적의 침입을 알리고, 림프구가 일한 다음에 정리를 한다.

과립구

매크로파지의 진화형으로서 더욱 탐식능이 높다. 과립구에는 호중구, 호산구, 호염기구의 3종류가 있다. 이중에서 호중구가 80% 이상을 차지하며, 주로 대형의 세균류를 삼키고, 화농성의 염증을 일으킨다.

면 역 세 포 의   전 술

세균의 침입을 막는
과립구

백혈구에는 매크로파지, 림프구, 과립구가 있습니다. 그 중에서 최대 세력을 뽐내는 것이 과립구입니다. 과립구는 백혈구 전체의 약 60%를 차지하고 있으며, 이에는 분명한 이유가 있습니다.

우리 몸에 가장 많이 침입해오는 것이 세균입니다. 그리고 그 세균들과의 전투를 전문으로 하는 것이 과립구입니다.

과립구는 세균이 침범해오면 화농성(化膿性)의 염증을 일으킵니다. 상처에 고름이 생기거나, 여드름의 고름, 누런 콧물이 나오는 것은 과립구가 세균과 싸우고 있는 현장임을 나타내는 것입니다.

과립구의 특징은 면역을 성립시키지 않고 싸움을 끝내게 하는 것입니다. 예를 들어 여드름은 한 번 생긴 다음에도 또다시 생길 수 있습니다. 다시 말해서 면역이 성립되지 않는 것입니다. 면역이 작용하기 전에 싸움을 끝내버리기 때문입니다.

면역을 만들지 못하니까 과립구는 쓸모가 없다는 것이 아니고 염증의 60%를 과립구가 담당하고 있다는 사실을 기억하기 바랍니다.

28

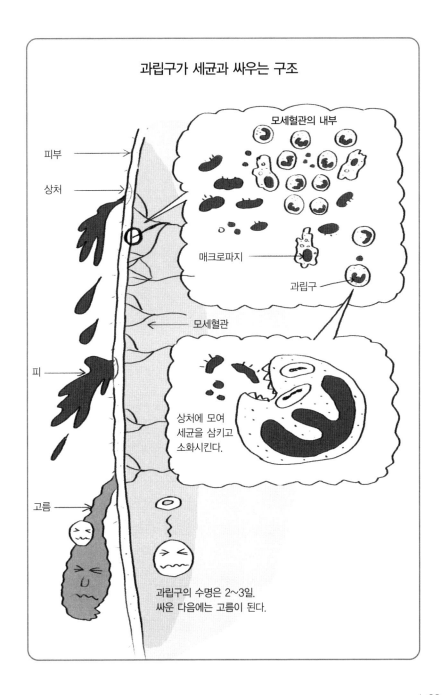

과립구가 세균과 싸우는 구조

피부

상처

모세혈관의 내부

매크로파지

과립구

모세혈관

피

상처에 모여
세균을 삼키고
소화시킨다.

고름

과립구의 수명은 2~3일.
싸운 다음에는 고름이 된다.

연대하여 격퇴하는 림프구

매크로파지나 과립구는 세균 등의 이물질을 통째로 삼켜버리는 방법으로 퇴치합니다.

그러나 언제나 매크로파지가 먹기 쉬운 상대만 있는 것은 아닙니다. 꽃가루나 진드기, 바이러스는 매크로파지가 잡아먹기에는 너무나 작아 상대할 수가 없습니다.

그래서 림프구가 이들 미소한 항원(抗原)을 상대로 하여 싸웁니다. 지령을 내리는 헬퍼T세포, 적과 직접 싸우는 킬러T세포, 항체를 적에게 발사하여 싸우는 B세포와 역할을 분담, 연대하여 싸우는 것입니다.

탐식능(貪食能)을 갖는 NK세포와 나이가 든 다음부터 수가 증가하는 흉선외분화(胸腺外分化)T세포는 단독으로 세포를 감시하고, 암세포와 같은 변이된 세포를 처리합니다.

림프구가 세균과 싸우는 구조

매크로파지

외래 항원을 포착하고, 작은 바이러스는 헬퍼T세포에 맡긴다.

헬퍼T세포

정보전달물질인 사이토카인을 분비하고, 킬러T세포와 B세포에 연락한다.

킬러T세포

항원에 접근하여 분해효소 퍼포린을 뿌려 세포와 함께 중화시킨다.

B세포

항체를 만들어 항원에 투입한다. 이를 항원항체반응이라 한다.

NK세포

암세포를 발견하면 공격하고 그랜자임이라는 분해효소를 뿌린다.

흉선외분화T세포

체내의 세포를 감시하고, 변이된 세포를 중화시킨다.

홍역에 두 번 걸리지 않는 이유

어린 시절에 걸리는 홍역이나 유행성 이하선염은 두 번 다시 걸리지 않는 병으로 알려져 있습니다. 왜 두 번은 걸리지 않을까요?

홍역이나 유행성 이하선염의 바이러스가 체내에 침입하면, 첫 회 때의 감염에서는 아직 체내에 바이러스에 대항하는 항체가 없기 때문에 병이 납니다. 이때 체내에서는 매크로파지가 T세포에게 바이러스의 침입을 알리고, T세포가 B세포에게 지령을 내려 싸우게 됩니다. 싸움이 끝나면 일부의 B세포는 대전(對戰) 상대의 데이터를 기억한 채 휴식에 들어갑니다.

두 번째로 바이러스가 침입하면, 이번에는 일일이 T세포에 연락을 하지 않아도 지난번에 대전했던 B세포가 즉각 응대해서 순식간에 항체를 대량생산하기 때문에 증세로 나타나지 않고 끝나버리는 것입니다.

이것이 홍역이나 유행성 이하선염에 두 번 걸리지 않는 메커니즘인 것입니다.

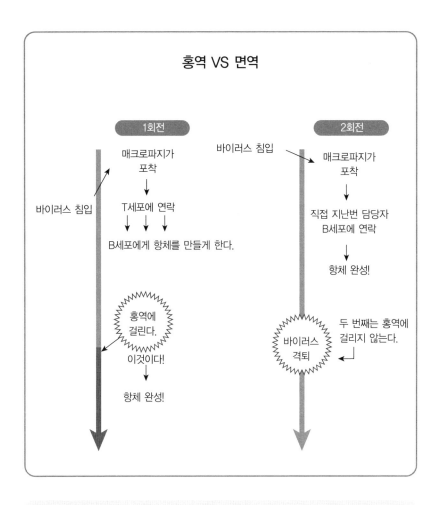

홍역 VS 면역

1회전

매크로파지가
포착
↓
T세포에 연락
↓↓↓
B세포에게 항체를 만들게 한다.

홍역에
걸린다.
이것이다!
↓
항체 완성!

바이러스 침입

2회전

바이러스 침입

매크로파지가
포착
↓
직접 지난번 담당자
B세포에 연락
↓
항체 완성!

바이러스
격퇴

두 번째는 홍역에
걸리지 않는다.

예방접종으로 미리 항체를 만들어 두자

누구나 어렸을 적에 소아마비나 결핵, 일본뇌염 등의 예방접종을 받은 경험이
있을 것입니다. 중병의 감염 예방에 유효한 방법이 예방접종입니다. 예방접종
에서는 바이러스나 세균의 독성을 약화시킨 생왁친(백신)이나 무독화독소(톡
소이드)를 미리 접종시킴으로써 병마다 전용(專用)되는 항체를 만들게 합니다.
이것에 의해서 병을 예방할 수 있는 것입니다.

면 역 세 포 의   전 술

우리의 개성을 만드는 MHC

자기 자신을 두고 '나는 개성이 없다' 라고 굳게 믿어버리는 사람이 있는데, 그런 일은 결코 있을 수 없습니다. 인간에게는 누구나 'MHC(major histocompatibility complex : 주요조직 적합 유전자 복합체)' 라는 단백질 분자가 존재합니다.

수십만 종이나 있는 사람 유전자로부터는 많은 종류의 단백질 분자가 만들어지고 있으며, 그것의 태반은 만인에게 공통됩니다.

그러나 MHC만은 유전자의 아미노산 배열에 개인차(個人差)가 있고, 이것만은 각 개인에게 유일한 것입니다. 다시 말해서 어느 누구와도 절대로 같지 않은 것을 가지고 있는 것이지요. 따라서 개성이 없는 사람은 없습니다.

인간의 세포는 모두가 단백질로 되어있으나 그 기본은 MHC입니다. MHC는 체내에서 만들어지기도 파괴되어지기에도 수고가 들지 않는 마음대로 사용할 수 있는 단백질입니다. 그렇기 때문에 MHC는 몸의 어디에도 존재합니다.

그런데 개성을 가진 MHC이기에 딱한 문제가 발생합니다. 장기이식을 하는 경우에 거부반응을 야기시키는 것이 바로 MHC입니다.

장기이식을 하게 되면 다른 사람의 MHC가 신참 세포로서 들어옵니다. 다른 사람의 MHC이기 때문에 T세포는 이물질로 인식하고 공격을 가합니다. 당연한 면역현상이지만 이것이 장기이식에 있어서는 거부반응으로 되는 셈입니다. 그 때문에 면역을 억제하는 면역억제제 등의 약이 필요하게 됩니다.

일반적으로 MHC는 신장이나 간장에는 비교적 적게 있어서 면역억제제로 거부를 억제할 수 있습니다. 그러나 피부에는 MHC가 많아서 이식이 어렵다고 합니다.

또한 이식 후에는 면역억제제를 계속 써야 하며, 억제된 면역반응에 의해서 다른 병에 걸리기 쉽게 되는 문제점도 있습니다. 'MHC = 자기를 억제한다'는 일은 실로 대단한 일인 것입니다.

나이 들어도 면역력은
쇠퇴하지 않는다

면역의 연구가 진전됨에 따라 우리 몸은 신구(新舊) 2가지의 시스템이 구
비되어 있음이 명확해졌습니다.

구(舊) 시스템은 피부나 장관(腸管)에 있으며 세포의 이변(異變)을 감시합
니다. 피부는 외계와 접촉하는 부위이고, 장관은 식품이라는 이물질이 통
과하는 장소입니다. 이물질이 가장 침투하기 쉬운 부분을 지키고 있는 것
입니다.

한편 진화에 의해서 갖추어지게 된 것이 흉선(胸腺), 비장(脾臟), 림프절
(lymph節 : 림프샘) 등에 있는 새로운 시스템입니다. 바이러스 등의 외래
항원에 대항합니다. 신(新) 시스템의 면역력은 흉선의 쇠퇴에 의해서 저하
되지만, 구 시스템은 쇠퇴함이 없이 신 시스템을 보충하는 작용을 합니다.

흉선은 아가미가 진화한 것이다

흉선은 생물이 아가미 호흡을 하고 있었을 때의 아가미가 뭍으로 올라와 폐호
흡으로 되었을 때 진화한 것입니다. 아가미이었던 때는 항원를 포착하는 면역
조직으로서의 역할을 다했던 것으로 생각되나, 진화과정에서 역할이 분화되고
외래 항원의 침입을 막는 시스템을 구축했습니다.

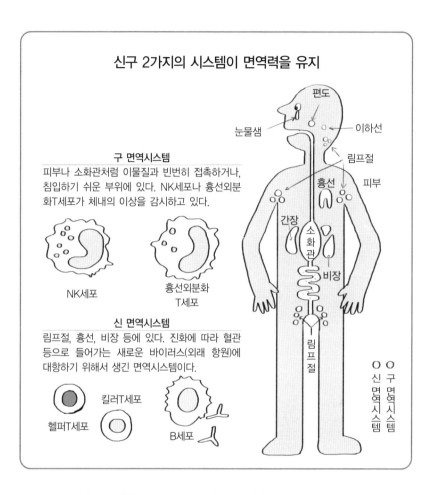

신구 2가지의 시스템이 면역력을 유지

편도

눈물샘

이하선

림프절

흉선

피부

간장

소화관

비장

구 면역시스템

피부나 소화관처럼 이물질과 빈번히 접촉하거나, 침입하기 쉬운 부위에 있다. NK세포나 흉선외분화T세포가 체내의 이상을 감시하고 있다.

NK세포

흉선외분화 T세포

신 면역시스템

림프절, 흉선, 비장 등에 있다. 진화에 따라 혈관 등으로 들어가는 새로운 바이러스(외래 항원)에 대항하기 위해서 생긴 면역시스템이다.

킬러T세포

헬퍼T세포

B세포

림프절

O 신 면역시스템

O 구 면역시스템

T 세 포 의   증 감

심장 위에 있는 흉선은 20세를 넘기면 점점 작아지고 조직이 지방으로 대치됩니다. 그에 수반되어 만들어지는 T세포의 수가 감소되면 흉선외분화T세포가 증가되어 면역력의 저하를 막습니다.

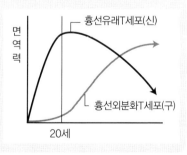

면역력

흉선유래T세포(신)

흉선외분화T세포(구)

20세

변신하는
인플루엔자 바이러스

매년 겨울이 되면 유행하는 것이 인플루엔자(influenza)입니다. 그 원인이 되는 인플루엔자 바이러스는 실로 훌륭한 전략으로 살아남는 영리한 바이러스입니다. 대부분의 사람들에게 있어서 인플루엔자는 발열, 관절통, 기침, 콧물 등의 증상으로 고통을 주지만, 다른 치사율이 높은 감염증에 비하면 극단적으로 염려할 병은 아닙니다.

그러나 그것이 전략인 것입니다. 상대방을 죽이면 자기도 죽게 됩니다. 바이러스는 살아남기 위해서 매우 영리한 선택을 합니다. 상대방을 죽이지 않도록 스스로를 제한하고 무한정 살아남아 증식하는 길을 택한 것입니다. 아시다시피 A형, B형이라는 유형이 있고 그에 대항하는 백신도 있으나, 바이러스는 매년 조금씩 유전자를 다시 짜서 백신의 효과를 빠져나가는 곡예도 부리고 있습니다.

그러나 인간도 지지 않습니다. 인류가 진화해온 긴 역사 동안 가지각색의 바이러스의 유전자를 자기 것으로 삼아 병에 지지 않는 몸을 만들어 왔습니다. 그 증거로 사람의 유전자에서 바이러스의 잔해 같은 것이 발견되었습니다.

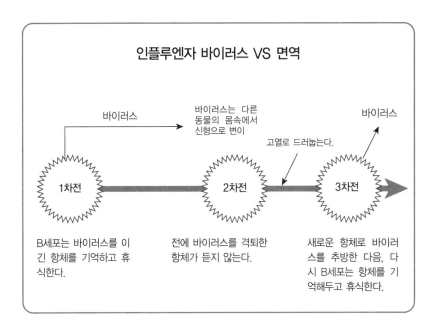

인플루엔자 바이러스 VS 면역

바이러스

바이러스는 다른 동물의 몸속에서 신형으로 변이

바이러스

고열로 드러눕는다.

1차전

2차전

3차전

B세포는 바이러스를 이긴 항체를 기억하고 휴식한다.

전에 바이러스를 격퇴한 항체가 듣지 않는다.

새로운 항체로 바이러스를 추방한 다음, 다시 B세포는 항체를 기억해두고 휴식한다.

2003년에 새로 발견된 사스(SARS) 바이러스는 중증급성 호흡기증후군을 일으키고, 저항력이 저하되어 있는 사람의 경우 사망률이 50%를 초과하는 매우 무서운 바이러스입니다. 사스의 원인균인 코로나 바이러스의 신종으로 간주되며, 야생동물에서 가축을 경유하여 사람에게 감염한 것으로 생각됩니다. 유전자를 재편성하고 변이하면서 마침내 사람에게까지 도달한 것입니다.

인플루엔자 바이러스는 때로는 대변이(大變異)를 일으켜 흉포해집니다. 대량의 닭을 처분하게 된 조류독감(鳥類毒感)도 조류로부터 사람에게 감염되고 죽음에까지 가게 했습니다. 변이를 일으킨 바이러스를 처음 만났을 때가 가장 위험한 것입니다.

전략이 뛰어난
에이즈 바이러스

에이즈(AIDS : 후천성 면역결핍증)를 일으키는 HIV(인체면역결핍 바이러스)는 수많은 바이러스 중에서도 높은 수준의 전략을 구사하는 꽤 간교한 바이러스입니다.

HIV에 감염되어 에이즈에 걸리게 되면 몸의 면역체계가 저하됩니다. 그러면 각종 감염증을 일으켜 마침내는 목숨을 잃는 사태가 발생합니다. 우리 몸의 면역체계를 파괴한다는 점이 이 병의 최대 특징이고 큰 위협입니다.

HIV는 사람의 몸에 감염되면 림프구의 헬퍼T세포를 표적으로 삼습니다. 헬퍼T세포는 원래 전투력이 높지 않고, 킬러T세포나 B세포에 공격명령을 하는 것으로써 면역시스템을 유지하고 있습니다.

그래서 HIV는 헬퍼T세포 속으로 유전자 수준에서 침입하여 그 작용을 봉쇄합니다. HIV에 침입당한 헬퍼T세포가 면역작용을 발동하려고 하면 할수록 오히려 HIV의 증식을 돕는 결과가 됩니다. 이것이 HIV의 간교한 점이라고 할 수 있는데, 사람의 유전자를 이용하여 자기가 증식하는 것입니다.

나아가 헬퍼T세포가 지령을 내리지 못하기 때문에 공격을 담당하는 킬러T세포와 B세포가 일을 하지 않아 대항할 수가 없습니다. 이렇게 해서 면역시스템을 떨어뜨리는 것입니다.

HIV 감염 = 에이즈?

HIV는 Human Immunodeficiency Virus의 약자이며, 1981년에 처음으로 그 정체가 밝혀졌습니다. HIV는 증식할 때 자기의 유전자(RNA)를 인간의 유전자의 형으로 변이시켜서(역전사라고 함) 림프구(T세포)의 세포핵에 들어가는 특징이 있습니다.

에이즈는 HIV의 감염에 의하여 면역결핍상태로 되어 감염증 등의 각종 합병증을 일으키는 상태를 말합니다. HIV에 감염해도 곧 발병하는 것이 아니고, 10년에서 20년 동안 병상(病狀)이 진행하지 않는 경우도 있습니다.

현대사회의
과보호병

　아토피성 피부염이나 기관지천식 같은 알레르기 질환이 갈수록 증가하고 있습니다. 원래는 어린이들에게 많은 병이지만, 요즘에는 어른이 되어도 완치되지 않거나, 어른이 되어서 발병하는 사람도 많아 문제가 되고 있습니다.

　알레르기 질환은 면역시스템이 제멋대로 되거나 오작동한 결과인데, 자

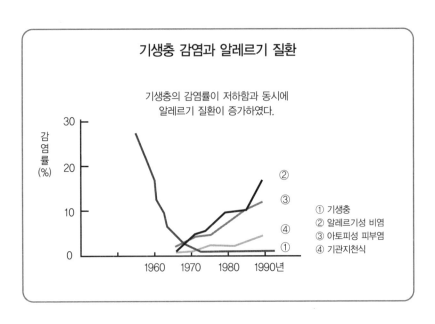

기생충 감염과 알레르기 질환

기생충의 감염률이 저하함과 동시에
알레르기 질환이 증가하였다.

감염률(%)

30

20

10

0

② ③ ④ ①

① 기생충
② 알레르기성 비염
③ 아토피성 피부염
④ 기관지천식

1960　1970　1980　1990년

알레르기를 일으키는 요인

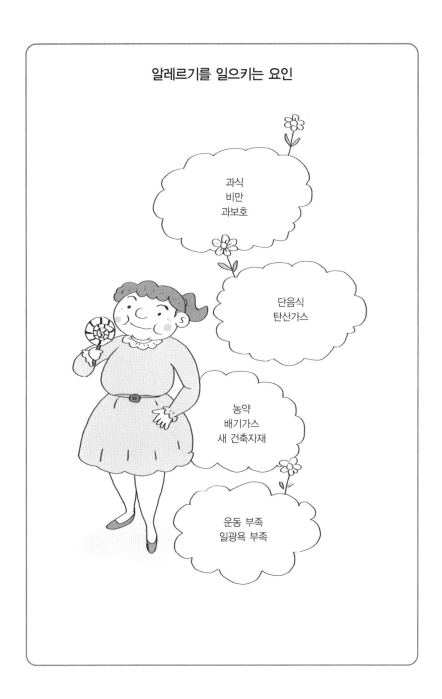

과식
비만
과보호

단음식
탄산가스

농약
배기가스
새 건축자재

운동 부족
일광욕 부족

세한 연구조사에 의해 알레르기 질환의 사람은 림프구가 과다한 경향에 있다는 것을 알게 되었습니다.

림프구는 부교감신경이 우위가 되면 증가합니다. 림프구가 교대로 증가하면 사소한 자극이나 이물질에 대해서도 과민하게 반응하여 알레르기를 일으키게 됩니다. 그리고 도회지에서 자란 아이들이나 현대인들은 부교감신경이 우위인 경우가 많으며, 이것이 알레르기 질환의 사람들이 증가하는 원인으로 추정되고 있습니다.

부교감신경은 기본적으로 쾌적하고 긴장을 풀고 있을 때 우위로 됩니다. 그 자체는 나쁘지 않으나, 교감신경과 교대로 밸런스가 잘 유지되어야만 그렇습니다.

현대인은 정결하고, 에어컨디셔닝 등으로 온도가 잘 관리된 쾌적한 도시에서 살고, 포식한다고 말할 수 있을 정도로 풍부한 식생활을 하고 있습니다.

그렇지만 교감신경을 활발히 해주는 햇볕(자외선)을 적당히 쪼이는 기회가 적어지고 있습니다. 교통기관, 에스컬레이터, 엘리베이터의 보급으로 걷는 일도 적어 운동부족 상태가 되어있습니다.

배기가스에 의해서 탄산가스가 증가한 것도 부교감신경 우위로 작용합니다. 또 밤을 지새우는 생활과 같이 긴장과 이완이 적은 도시생활은 자율신경을 교란하고, 부교감신경 우위의 인간으로 만들어버립니다.

이처럼 도회풍의 응석에 사로잡힌 생활이 알레르기 질환을 조장하고 있는 것입니다.

알 레 르 기
겁쟁이인
림프구

무엇이든지 멸균 · 살균한다는 공중위생상의 과잉방어가 인체의 면역시스템에 이상을 가져오고 있습니다.

예전에는 아이들이 구충제를 먹는 것이 흔할 정도로 기생충이 없는 사람이 드물었습니다. 이런 훌륭한 이물질, 즉 항원의 덕으로 림프구의 항원 찾기 능력이 제대로 발휘되었던 것입니다.

반면에 현대인의 몸은 너무나도 깨끗해서 하찮은 잡균조차도 곧장 살균되어버립니다. 그 결과 체내로 들어오는 항원이 격감되고 림프구가 활약하는 장(場)을 빼앗겨버린 것입니다. 그리고 그 창끝이 본래 같으면 무해(無害)한 꽃가루나 집안 먼지로 향해버린 것입니다.

지나칠 정도로 위생적인 생활과 도시형의 생활로 부교감신경 우위의 림프구 인간이 증가해 왔는데, 체내에서는 지나치게 증대한 이 림프구가 맹렬하게 활동하게 된 것입니다.

림프구의 헬퍼T세포가 과잉 지령을 내보내 B세포에 대량의 항체를 만들게 합니다. 그것이 피부나 점막을 구성하는 비만세포에 붙어 가려움과 재채기, 콧물 같은 알레르기 증상을 일으키는 것입니다.

2장

저체온低體溫이
만병을 만든다

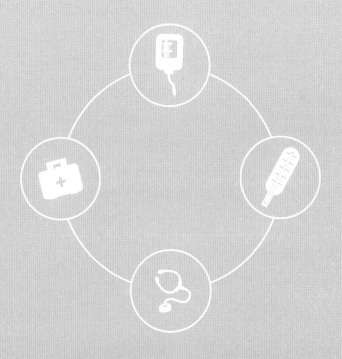

체 온 = 체 력

평열이 높을수록
원기가 있다

몸속은 37.2℃로 유지된다

감기 등으로 열이 났을 때나, 여성이면 기초체온표를 만드는 경우를 제외하고는 사람들은 자기의 체온에 관해서 과히 신경을 쓰지 않는 것 같습니다. 그러나 체온은 건강의 유지에 관계되는 매우 중요한 것입니다. 바이러스나 세균에 감염되면 열이 나는 것에서 알 수 있듯이 체온은 면역시스템과 매우 밀접하게 관련되어 있습니다.

우리 인간을 위시해서 포유류의 대부분은 주위의 온도와는 무관하게 체온이 일정한 범위 내에 유지되는 항온동물(恒溫動物)입니다. 사람에 관해서 말하자면 여러 가지 생명활동에 불가결한 산소가 가장 활발하게 작용할 수 있는 체내환경이 37.2℃이기 때문에 대체로 이 온도를 유지합니다.

37.2℃라면 '미열이 있는 상태'라고 생각할지 모르나, 이는 체표(體表)가 아니고 뇌나 내장 등이 있는 몸의 심부체온입니다. 체온은 몸의 어느 곳도 같을 수는 없으며 외부의 공기에 접한 체표는 낮습니다.

직장(直腸)이나 혀 밑은 36.5~36.7℃ 정도이고, 겨드랑이 밑은 0.5℃ 정도 더욱 낮습니다. 통상 체온은 겨드랑이 밑에서 재는 경우가 많으므로

36.2~36.3℃ 정도가 평열(平熱 : 평상시의 체온)이 되는 셈입니다. 이 책에서 특별히 언급하지 않고 '체온'이라 하는 경우도 겨드랑이 밑에서 잰 온도를 의미합니다.

덧붙여 말하자면 주위의 온도에 따라 체온을 변화시키는 뱀, 도마뱀 등의 변온동물(變溫動物)은 서식하는 환경에 따라 다소 차이가 있지만, 효소(酵素)의 작용이 최고로 되는 경우는 14~18℃ 전후입니다. 우리들 항온동물보다 꽤 낮은 온도입니다. 그래서 이들을 냉혈동물(冷血動物)이라 부릅니다. 실제로 손을 대보면 싸늘하게 느껴집니다.

항온동물이건 변온동물이건, 효소가 활발하게 작용할 수 있을 만큼의 체온이 유지되지 않으면 활동이 둔해져버립니다. 변온동물은 활동을 중지해버리고, 항온동물인 우리 인간은 병을 앓게 됩니다.

체온을 재는 부위와 평열

혀 밑

36.5~36.7℃
혀 밑에 넣어서 잰다.
직장 온도보다 조금 낮다.

심부체온

37.2℃
대사가 가장 활발히 이루어지는 온도이다. 직장, 혀 밑, 겨드랑이 밑의 순서로 심부체온에 가깝다.

겨드랑이 밑

36.2~36.3℃
혀 밑보다 온도가 낮다.
끼우는 방법이 나쁘면
정확한 온도가 나오지 않는다.

직장

36.5~36.7℃
심부체온에 가장 가깝다.
가정에서 재기는 어렵다.

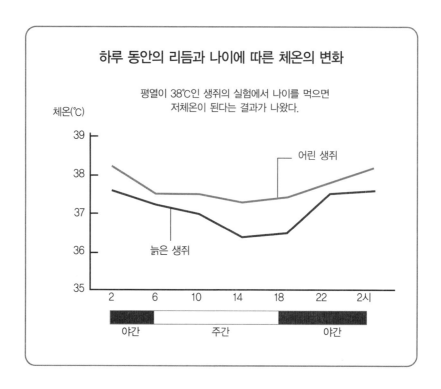

하루 동안의 리듬과 나이에 따른 체온의 변화

평열이 38℃인 생쥐의 실험에서 나이를 먹으면
저체온이 된다는 결과가 나왔다.

체온(℃)

어린 생쥐

늙은 생쥐

야간　　주간　　야간

체온은 하루 동안에 어느 정도 변동합니다. 아침에 체온이 가장 낮고, 그
후로는 점점 올라갑니다. 아침에 체온이 낮다고 해도 건강한 사람은 체온
이 적어도 35℃ 이상입니다.

그런데 저혈압의 사람은 35℃까지 가지 않습니다. 그 때문에 체내의 생
명활동이 충분하지 못하고, 일어나거나 움직일 기력이 생기지 않는 것입니
다. 그 시간이 경과하면 조금씩 체온이 상승함에 따라서 마침내 활동하게
되는 것입니다.

저혈압의 사람이 아침에 약하다는 것은 혈압이 낮은 것보다는 체온이 낮
기 때문입니다. 체온이 낮다는 것은 저혈압에서 오는 것이 아닙니다. 실은

교원병(膠原病), 암, 알레르기, 위궤양 등 온갖 병이 체온이 낮은 상태에서 발생합니다.

체온은 중력을 거스르기 위해서 존재한다

사람의 평열은 36.5℃ 정도이나, 동물에 따라 평열은 각기 다릅니다. 내가 조류의 직장에서 잰 체온 또한 달랐습니다.

- 돌고래 … 35℃
- 생쥐 … 38℃
- 닭 … 40℃
- 박쥐 … 41℃
- 백조 … 42℃
- 참새 … 43℃

이렇게 열거해보면 재미있는 사실을 알 수 있습니다. 박쥐나 참새 따위 조류는 사람이나 돌고래, 생쥐 등에 비해서 체온이 높다는 사실입니다. 닭은 하늘을 날아다니지는 않지만 조류이기 때문에 사람보다 체온이 높습니다.

여기서 알 수 있는 것은 체온이란 중력을 거스르기 위해서 존재한다는 점입니다. 그 예로서 우리가 평지를 걸을 때나 계단을 내려갈 때에는 그렇게 피곤하지 않지만, 언덕이나 계단을 오를 때는 매우 피곤합니다. 피로의 극치에 이르는 것이 등산일 것입니다. 겨우 500m 정도의 산을 오르기만 해도 대단한 피로를 느낍니다.

산이든, 계단이든 위쪽을 보고 걷는다는 것은 평지를 걸을 때보다 더욱 중력을 거스르는 것입니다. 그로 인해 에너지를 대단히 많이 소비하게 되어 우리는 피로곤비(疲勞困憊)의 지경에 다다른 것입니다. 그리고 소비되는 에너지가 많기 때문에 산을 올라가면 몸이 따끈따끈해지고 얼굴이 달아오르는 것입니다.

걷는 것은 그렇다 치고, 하늘을 나는 행위는 더욱 크게 중력을 거스르는 것이므로 막대한 에너지가 필요하게 됩니다. 그 에너지는 체온의 열에너지로부터 얻고 있기 때문에 조류는 체온이 높은 것입니다.

조류 중에서도 참새의 체온이 제일 높습니다. 참새가 어떤 주저도 없이 훌쩍 날아가기 위해서는 그만큼 높은 체온이 필요한 것입니다. 백조는 참새처럼 그렇게 간단히 날 수 없고 도움닫기(助走)를 하고 나서 간신히 날아오릅니다. 백조의 몸집이 크기 때문이기도 하지만 42℃로 참새보다 체온이 낮다는 사실도 관계합니다.

하늘을 날 정도의 체온은 최저 41℃가 필요하다고 생각됩니다. 그 증거로는 하늘을 날지 못하는 닭은 40℃밖에 되지 않습니다. 말하자면 닭은 체온이 40℃로 낮아져서 날 수 없게 되었다고 할 수 있습니다.

우리 인간들은 하늘을 날 수 없으나 조류에 관해서 말한 것과 같은 맥락에서 말할 수 있지요. 예를 들어 우울증이나 만성 피로증후군에 걸리면 안색이 나쁘고 거동할 수가 없게 됩니다. 걷기, 서기, 앉기 같은 활동은 중력을 거스르기 때문에 그에 맞는 체온이 필요합니다.

그러나 아픈 사람은 중력을 거스르고 활동할 만한 체온을 얻을 수 없기 때문에 움직일 수 없는 것입니다. 그래서 아픈 사람은 힘없이 고개를 떨어뜨리는 자세가 되고, 심해지면 누워있을 수밖에 없는 것입니다.

인간이 생존할 수 있는 최고 체온은 45℃이다

체온이 낮으면 활동성이 상실되므로 반대로 체온이 높으면 높을수록 좋은 것일까요? 물론 그러한 일은 있을 수 없습니다. 독감으로 40℃나 되는 고열(高熱)이 나서 녹초가 되어 몸을 움직일 수 없었던 경험을 가진 사람이 많이 있을 것입니다.

체온이 높다는 것은 열에너지를 그만큼 방출하는 것이 되기 때문에 몸은 에너지의 소모에 견딜 수 없게 됩니다. 인간의 몸은 거의가 단백질로 되어 있습니다. 노른자위가 그대로 있게 지진 계란프라이를 만들면 단백질인 흰자위가 하얗게 되는 것에서 알 수 있듯이 고온이 되면 단백질은 변해버립니다.

그렇다면 인간은 어느 정도의 고온까지 견딜 수 있을까요. 기네스북에는 일사병으로 30일간 46.5℃의 고열을 낸 사람이 무사히 생환했다는 기록이 실려 있습니다.

이러한 사례는 특별한 경우이고, 드믄 경우이지만 건강한 상태에서 체온이 상승한 경우 45℃가 되어도 견딜 수 있기는 합니다. 그러나 이것은 마라톤이 진행되는 동안입니다. 45℃의 체온이 되면 뇌의 온도도 42℃까지 상

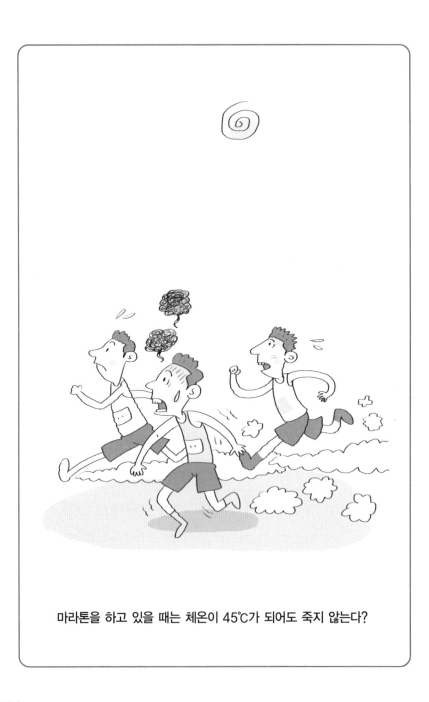

마라톤을 하고 있을 때는 체온이 45℃가 되어도 죽지 않는다?

승합니다. 그래도 뇌세포가 파괴되지 않는 것은 격심한 운동이 한창 진행되고 있는 중이어서 혈액순환이 매우 원활하게 진행되기 때문입니다.

고온이 되면 뇌세포가 파괴된다는 말은 열 자체 때문이 아닙니다. 열이 높으면 뇌가 필요로 하는 산소량이 많아지기 때문에 그 산소가 충분히 공급되지 않아서 세포가 파괴되어버리는 것입니다.

아이가 고열이 나면 경련을 일으키는 일이 있습니다. 고열이 날 때는 몸이 긴장상태로 되어있기 때문에 혈류(血流)가 나쁜 상태로 됩니다. 그 때문에 뇌의 혈행(血行)도 나빠지고 뇌가 산소부족 상태로 빠져듭니다. 경련은 이 산소부족이 원인이 되어 일어납니다.

하지만 마라톤을 하고 있을 때는 운동을 위한 산소를 전신의 근육으로 대량을 보내려고 하기 때문에 혈액순환이 매우 활발하게 행해집니다. 그 때문에 뇌가 산소부족 상태에 이르지 않고 뇌세포는 고열에도 견디는 것입니다.

하기야 마라톤이라 해도 다카하시 나오코(高橋尚子 : 시드니올림픽 여자마라톤 금메달리스트) 선수와 같은 일류선수가 달리는 경우가 아니면 45℃까지는 가지 않습니다. 또한 보통 사람이 45℃의 체온에 견딜 수 있는 경우는 거의 없습니다.

몸이 냉한 것은 병이 아닐까?

도쿄가스도시생활연구소의 조사에 의하면, "여름에도 냉증(冷症)을 느낍니까"라는 질문에 여성의 약 48%가 "느낀다"고 대답했답니다. 그중에서

20대는 약 54%, 30대는 61%의 사람이 냉증을 느끼는 것으로 결과가 나왔습니다.

직장인의 경우 대부분 사무실의 에어컨이 정장을 한 남성에 맞추어 있어서 얇은 옷을 입은 여성이 극도로 냉혹한 환경에 놓이기 때문일 것입니다.

냉하다는 것은 중요한 몸의 깊은 곳의 체온을 내리지 않기 위한 방어본능입니다. 냉기에 접하는 환경에서는 몸 표면의 혈관을 수축시키고 털구멍도 닫아 방열(放熱)을 가능한 한 피해서 몸 내부의 체온을 유지하는 것입니다.

이러한 조정은 자율신경이 행하고 있으나, 항시 심한 냉기에 노출되어 있으면 자율신경이 냉기에 과민하게 반응하게 되어 조금만 추워도 강한 냉기를 느끼게 되지요. 냉증이 갱년기장애의 대표적인 증상이 되고 있는 것도 자율신경의 흐트러짐이 관계하고 있습니다.

냉기가 몸에 좋지 않다는 것은 자주 지적되고 있지만, 냉증으로 고통받다가 병원에 가도 제대로 상대해주는 의사가 많지 않습니다. 왜냐하면 서양의학에서는 냉증을 병으로 인정하고 있지 않기 때문입니다.

병이 아니더라도 다리나 발이 냉해져 잘 수가 없는 경우는 본인에게 매우 견디기 어려운 일입니다. 그래서 의존하는 곳이 동양의학입니다. 동양의학에서는 냉증을 미병(未病)이라 하고 병과 건강의 경계선에 있는 것으로 인정하고 있습니다. 분명한 것은 몸의 표면만 냉하다면 또 모르되, 그것이 계속되면 마침내 심부체온에도 영향을 주게 되므로 빨리 개선하는 것 이상 더 나은 방도가 없습니다.

그래서 동양의학에서 냉증은 건강을 손상하는 중요한 증상으로 주목하고 있으며, 그것을 개선하는 침구(鍼灸), 한방약 등의 치료법도 많습니다.

동양의학에서는 "몸이 냉해지면 병이 된다. 그러나 몸을 따뜻하게 하면 병이 나으며 건강을 유지할 수 있다"라는 사고를 하고 있습니다. 이것이 바로 내가 이 책에서 말하고자 하는 것이기도 합니다.

그런데 동양의학에 대해서 딱 한 가지 불만이 있습니다. "냉기가 해롭다", "몸을 따뜻하게 하면 건강이 유지된다"고 하는 사항의 과학적 뒷받침, 즉 근거(根據)가 없다는 것입니다. 그저 막연히 몸을 따뜻하게 하는 중요성을 조언해도 환자가 마음속에서 납득하게 된다고는 말할 수 없을 것입니다.

체내의 미세한 작용을 이론적으로 본다는 면에서는 서양의학이 우월합니다. 그래서 이 책에서는 서양의학적인 관점에서 그 메커니즘에 접근해 보는 것입니다.

잘못된 생활습관이
몸을 차게 만든다

세포의 휴식은 자율신경에 의존한다

우리 몸은 심부온도를 37.2℃로 유지하기 위해서 항상 체온조절을 하고
있습니다. 더운 날에는 땀을 흘려 기화열(氣化熱)을 방출하고 체온이 필요
이상으로 오르지 않도록 합니다. 또 추운 날에는 살갗이나 혈관을 수축하
여 가능한 한 열이 밖으로 나가는 것을 막습니다.

이 체온 컨트롤을 담당하는 것이 자율신경입니다. 우리 몸의 기능을 무
의식중에 조정하고 있는 것이 바로 자율신경입니다. 앞에서 언급했듯이 자
율신경에는 교감신경과 부교감신경이 있습니다.

우리가 일을 하거나 운동을 할 때, 혹은 고민하거나 화를 낼 때 심장의
움직임이나 호흡이 빨라지고 얼굴이 홍조를 띠는 경우가 있습니다. 혈압을
높이고 혈류를 증가시켜 활동을 위한 산소를 전신에 대량으로 보내는 것이
교감신경의 역할입니다. 이와는 반대로 부교감신경은 심장을 서서히 움직
이고, 몸 전체의 긴장을 풀게 하는 작용을 합니다.

교감신경과 부교감신경은 각기 독립해서 작용하는 것이 아닙니다. 교감
신경으로 몸이 흥분하면 부교감신경이 작용하여 흥분을 진정시키고 긴장

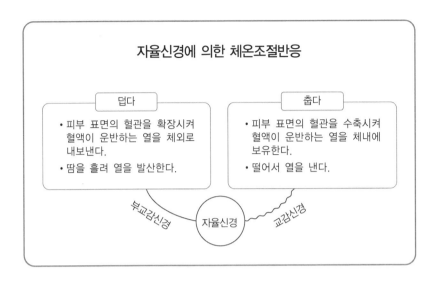

자율신경에 의한 체온조절반응

덥다
- 피부 표면의 혈관을 확장시켜 혈액이 운반하는 열을 체외로 내보낸다.
- 땀을 흘려 열을 발산한다.

춥다
- 피부 표면의 혈관을 수축시켜 혈액이 운반하는 열을 체내에 보유한다.
- 떨어서 열을 낸다.

부교감신경   자율신경   교감신경

을 풀게 하는 식으로, 서로가 시소처럼 번갈아 균형 있게 일을 하여 체내 환경의 안정이 유지됩니다. 간단히 말해서 우리가 활동하고 있는 낮에는 주로 교감신경이 작용하고, 밤에 자는 동안에는 주로 부교감신경이 일을 한다고 생각하면 될 것입니다.

자율신경은 심장의 움직임, 혈관의 확장·이완 등을 조정하여 혈압과 혈류를 지배합니다. 쉽게 설명하자면 각 세포가 일을 할 것인가, 안 할 것인가를 결정하는 것이 자율신경입니다. 자율신경은 몸의 거의 모든 세포를 지배하며 그때의 행동에 알맞은 세포가 일하고, 그렇지 않은 세포는 쉬게 하는 것이지요.

예를 들면 흥분했을 경우에 심장이나 혈관의 세포로 하여금 일하도록 해서 몸을 활동상태로 하도록 교감신경이 지령을 냅니다. 또 음식을 먹을 때는 중요한 소화·흡수에 관한 세포는 일을 하고, 다른 세포는 쉬도록 부교감신경이 지령을 내립니다.

그런데 체온을 유지하기 위한 에너지는 전신을 돌고 있는 혈액이 역할을 합니다. 식사를 하면 그것이 소화·분해되어 간장으로 운반되어 에너지로 교환됩니다. 운동을 하면 근육에서도 열이 만들어집니다. 이들 열에너지는 혈액에 의해서 전신의 세포에 분배됩니다.

따라서 어떤 원인으로 혈류가 중단되면 혈액이 충분히 공급되지 않으므로 체온이 내려가 버립니다. 혈류가 중단되는 원인 중 하나가 교감신경의 긴장입니다.

일례로 일이 바빠 수면부족의 상태에서 열심히 일을 하고 있으면 교감신경의 긴장이 계속되어버립니다. 통상적인 경우에는 교감신경이 작용해도 그 다음에는 부교감신경이 작용하여 몸은 균형상태로 돌아갑니다. 그러나 무리를 계속하면 부교감신경이 일할 여유가 없어지고 몸이 계속 긴장상태로 남게 됩니다.

교감신경은 혈관이 수축하도록 작용하므로 그러한 사람의 혈관은 가늘게 됩니다. 가는 혈관에 흐르는 혈액량은 적어지므로 전신의 혈액순환량이 줄어 체온도 내려가게 되는 것입니다.

그렇다면 항상 부교감신경이 일을 하면 좋을까요? 그렇지는 않습니다. 부교감신경은 혈관을 확장시키므로 혈관 속으로 대량의 혈액이 흘러 들어가게 됩니다. 그 대량의 혈액을 이동시키려면 시간이 걸리므로 이 경우에도 오히려 혈액의 흐름이 나빠집니다.

자율신경의 면에서 볼 때 교감신경과 부교감신경의 그 어느 쪽이 극도로 우위에 선다면 몸의 균형이 깨어져 저체온이 되고 각종 병이 생기게 됩니다. 복잡한 것 같으나, 반대로 생각하면 오히려 간단한 면도 있습니다. 자기가 교감신경과 부교감신경의 어느 편에 기울어 있는가를 알면 그 기울임을 교정함으로써 병을 고칠 수 있는 것입니다.

체온이 내려가면 면역력도 떨어진다

혈류량(血流量) 등의 체내 조정은 자율신경만 하는 것은 아닙니다. 자율신경과 내분비계(호르몬의 분비), 거기에다 면역계라는 조정시스템이 상호

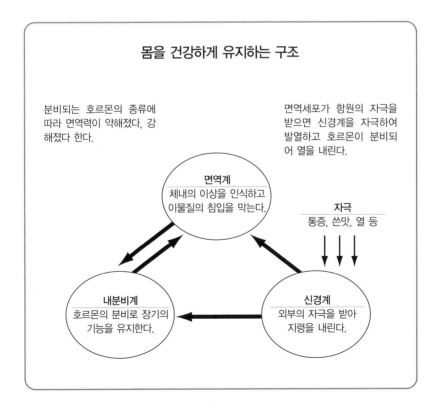

몸을 건강하게 유지하는 구조

분비되는 호르몬의 종류에 따라 면역력이 약해졌다, 강해졌다 한다.

면역세포가 항원의 자극을 받으면 신경계를 자극하여 발열하고 호르몬이 분비되어 열을 내린다.

면역계
체내의 이상을 인식하고 이물질의 침입을 막는다.

자극
통증, 쓴맛, 열 등

내분비계
호르몬의 분비로 장기의 기능을 유지한다.

신경계
외부의 자극을 받아 지령을 내린다.

작용하여 삼위일체(三位一體)가 되어 행해집니다.

그러므로 체온은 자율신경뿐만 아니라 면역계와도 밀접하게 연관되어 있는 것입니다. 면역계의 세포인 백혈구 중에서 약 60%를 차지하고 있는 것이 과립구입니다. 림프구가 35%이고 나머지 5%가 매크로파지인 것입니다.

나와 공동연구자인 후쿠다 미노루(福田稔) 선생이 1만 명을 상대로 조사한 바에 의하면 림프구의 비율은 35∼41%이었다고 합니다. 통계학적으로 보면 86%의 사람들이 이 범위 내에 들어있는 셈입니다.

덧붙여 말하자면 현대의학에서는 림프구의 비율의 정상치를 18∼50%로 보고 있습니다. 이렇게 되면 거의 전원이 이 범위 내에 들어가 버리므로 일단 의미가 없는 것으로 나는 생각합니다.

림프구의 비율은 자율신경의 활동 등에서 다소 변동합니다. 예를 들어 나의 림프구 비율은 35% 정도인데, 내 연구실에서 불이 난 적이 있습니다. 그때 림프구가 25%까지 내려갔습니다. 책임자로서 쇼크를 받았기 때문일 것입니다. 당시에 나는 엄청나게 어깨가 뻐근해지고 장딴지의 경련 때문에 고통을 받았습니다.

나의 예에서도 알 수 있듯이 교감신경이 우위에 서면 림프구의 비율이 적어져버립니다. 그리고 교감신경 우위의 상태가 계속되고, 나아가 저체온이 되면 림프구의 비율은 30% 이하로 줄어버립니다.

교감신경이 자극을 받아 림프구가 감소한 이유는 간단합니다. 림프구는 부교감신경의 지배를 받고, 과립구는 교감신경의 지배를 받고 있기 때문입니다.

이것은 건강한 신체에 있어서는 매우 잘된 시스템입니다. 교감신경이 긴장되고 있을 때, 즉 우리가 활발하게 나돌아 다닐 때는 세균 등의 미생물이 몸속으로 침입하기 쉬우므로 과립구를 증가시켜 그 침입에 대비합니다. 그리고 음식을 먹는 때처럼 부교감신경이 우위인 경우에는 소화의 과정에서 나타나는 몸에 해로운 물질을 처리하기 위해 림프구를 증가시킨다는 이치입니다.

그런데 저체온 상태에서 벗어나 체온이 상승하면 이번에는 부교감신경이 우위로 되기 때문에 림프구의 비율이 높아지게 됩니다. 림프구가 너무

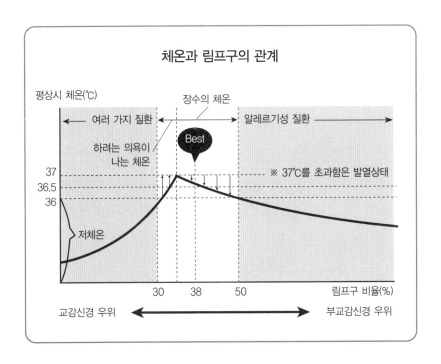

나 증가하면 이번에는 거꾸로 체온이 저하되어버립니다. 그리고 림프구의 비율이 50% 이상이 되면 다시 저체온 영역에 들어가 버립니다.

다시 말해서 림프구가 적은 상태로 변하여도, 반대로 림프구가 많은 상태로 되어도 체온은 낮아집니다. 체온이 낮은 상태란 효소의 작용이 악화되어 있는 것을 나타내므로 당연하지만 각종 질병에 걸리기 쉽게 되는 것입니다.

알레르기의 그늘에 림프구가 있다

앞의 그래프에서 보는 것과 같이 '림프구가 과다한 경우'와 '과립구가 과다한 경우'에 걸리기 쉬운 병의 유형이 각기 다릅니다.

37℃를 경계로 교감신경 우위 쪽으로 체온이 저하됨에 따라 "자, 해야겠다"라는 기분으로 됩니다. 이것이 36℃보다 낮아지면 "해야겠는데"라는 교감신경 우위의 상태로 됩니다. 교감신경 우위에서 과립구가 과다한 상태일 때는 위궤양처럼 조직이 파괴되는 병이 많아집니다.

과립구가 죽어 세포질이 파괴되면 세포 중의 활성산소(活性酸素)가 방출됩니다. 활성산소는 주위의 것들을 강력하게 산화시키는 작용을 합니다. 그래서 과립구가 많아 활성산소도 대량으로 방출되면 주변의 조직이 잇따라 산화되어 파괴되어 갑니다.

그것이 위인 경우에는 위의 점막이 활성산소의 공격을 받아 점막세포가 당하게 됩니다. 그 결과 위염이 생기거나, 심한 경우에는 점막에 구멍이 뚫려 위궤양이 되는 것입니다.

위염이나 위궤양은 지금까지 헬리코박터 파이로리균에 의해서 일어난다고 알려져 있습니다. 물론 이것들의 영향도 있으나, 병 발생의 주역이 되는 것은 오히려 과립구가 방출하는 활성산소라고 말할 수 있습니다.

한편 부교감신경 우위로 림프구가 과다한 경우 이번에는 아토피성 피부염, 천식, 화분증(花粉症 : 꽃가루 알레르기) 등과 같은 알레르기성 질환이 일어나기 쉽습니다.

알레르기성 질환은 진드기, 먼지, 꽃가루 등에 대해서 항원항체반응을 일으키는 병입니다. 꽃가루, 먼지, 진드기 등이 피부나 점막에 붙거나, 체내에 들어오면 이 항원에 대한 항체를 만들어 두 번째 들어왔을 때에 그것을 공격하여 배제하려 듭니다.

이 항원항체반응을 담당하는 것이 림프구입니다. 림프구가 많이 존재하면 세균, 바이러스 등과 같은 적을 배제하는 힘이 강하지만, 너무 많으면 통상 적으로 간주하지 않는 것에 대해서도 과민하게 반응을 일으켜 버립니다.

이러한 항원항체반응에 의해서 피부염을 일으키거나, 재채기와 콧물이 나오고, 천식의 발작을 일으키는 것이 알레르기성의 병인 것입니다. 여기서 관여하는 항체는 IgE(면역글로불린)입니다.

스트레스가 체온을 빼앗아간다

쥐의 직장에 온도계를 삽입하여 그 변화를 관찰하는 실험 중에 흥미로운 것을 발견하였습니다.

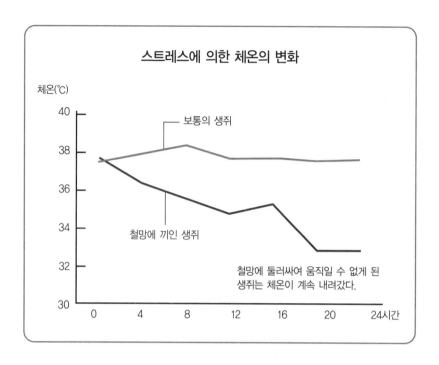

스트레스에 의한 체온의 변화

체온(℃)

보통의 생쥐

철망에 끼인 생쥐

철망에 둘러싸여 움직일 수 없게 된
생쥐는 체온이 계속 내려갔다.

24시간

한 우리 속에 쥐를 5~6마리 넣었는데 한 마리가 저체온이면 같은 우리
속의 다른 쥐들도 전부 저체온이 되었습니다. 쥐의 평상시 체온은 37~38℃
인데, 이들 쥐는 모두 35℃ 정도밖에 되지 않았습니다.

한편 건강한 체온의 쥐가 있는 우리에서는 쥐들이 전부 건강한 체온을
유지했습니다. 우리마다 체온 상황이 동일한 것입니다.

저체온뿐인 우리 속에 있는 쥐를 관찰해보니 쥐들이 모두 서로 꼬리를
물어뜯어 상처투성이로 피를 흘리고 있었습니다. 아마도 처음에는 어느 한
놈이 싸움을 시작했을 것인데, 꼬리를 물린 쥐는 화가 잔뜩 나서 이번에는
자기가 다른 쥐를 물었던 것입니다. 그렇게 해서 싸움이 잇따라 퍼지고, 전

원이 흥분의 도가니가 되면서 살고 있었습니다.

이와 달리 건강한 체온의 쥐들은 모두가 깨끗한 꼬리를 지니고 있었습니다. 싸워서 서로의 꼬리를 물어뜯는 일도 없이 나날을 평온하게 살고 있었습니다.

이들 쥐의 백혈구를 조사해본 결과, 저체온의 쥐들은 과립구가 많았고 건강체온의 쥐들은 림프구가 많아져 있었습니다.

왜 이러한 일이 생기는 것일까요? 저체온을 초래하는 커다란 원인의 하나가 스트레스이기 때문입니다. 항상 싸움만 벌리고 있는 쥐들은 스트레스 일색입니다. 반면에 건강체온의 쥐가 있는 우리에서는 모두가 화기애애하게 지내고 있었고 특별한 스트레스가 없었습니다. 쌍방의 체온의 차이는 바로 여기에 있는 것입니다.

인간의 세계에서도 이와 동일한 일이 자주 일어납니다. 남편이 암에 걸리면 아내도 암에 걸리게 될 확률이 높아진다고 합니다. 아마 아내 쪽에 스트레스가 생기기 때문이라고 생각됩니다. 부부싸움을 하면 부부가 서로 스트레스를 받을 뿐만 아니라 자녀들도 겁을 먹어 강한 스트레스를 받습니다.

한 사람이 심한 고민을 가지고 있으면 가족도 그것이 마음에 걸려 평온한 생활을 하는 것이 어려워지게 됩니다. 같은 지붕 아래서 사는 가족은 스트레스의 원인이 되는 것을 공유하기 때문에 한 사람이 병을 앓으면 다른 가족도 병에 걸릴 가능성이 높아집니다.

스트레스가 쌓이면 병에 걸린다

스트레스가 저체온의 원인이 되는 이유는 스트레스가 쌓이면 교감신경을 긴장시켜버리기 때문입니다.

생물로서의 우리 인간을 생각해볼 때 원래 교감신경이 긴장한다는 것은 우리가 먹을 것을 찾아다니거나, 적을 공격하거나, 적 또는 재난으로부터 도망치거나 하는 경우에 전신의 근육에 혈액을 대량 보내고, 활동의 에너지를 공급하기 위한 것이기 때문입니다.

그러므로 몸을 혹독하게 사용했을 때 교감신경이 매우 긴장합니다. 이렇듯이 교감신경을 긴장시키는 요인을 스트레스라고 합니다.

격심한 활동 외에 감염증, 상처, 통증, 배기가스, 농약, 환경호르몬 등 신체에 손상을 주는 것들도 커다란 스트레스가 됩니다.

이러한 신체적인 스트레스가 있는 한편, 정신적인 스트레스도 있습니다. 일반적으로 스트레스라 하면 정신적인 것을 지칭하는 경우가 많을 것입니다.

무엇인가를 두고 고민하거나, 염려하고, 놀라고, 슬퍼하고, 안절부절못하는 등의 정신적인 동요가 있으면 교감신경이 긴장합니다. 회의에서의 발표 등과 같이 사람들 앞에서 말을 해야 하기 때문에 긴장하고 있을 때 심장이 두근거리고 손에 땀이 납니다. 이것도 교감신경이 작동하고 있기 때문입니다. 몸속에서는 심장의 박동이 빨라지고 혈압이 올라 순환혈류량이 증가되는 변화가 일어납니다.

교감신경이 작동해도 이어서 부교감신경이 작용하여 심장의 작동도 통

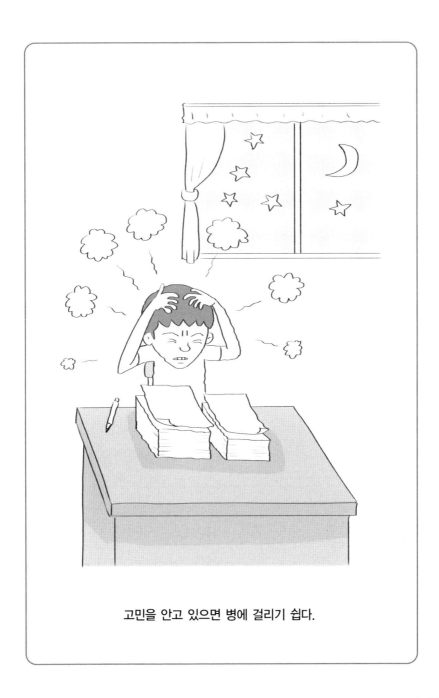

고민을 안고 있으면 병에 걸리기 쉽다.

상으로 돌아오기 때문에 균형이 깨지는 일은 없습니다. 그러나 대단히 강한 스트레스가 있거나, 약한 스트레스도 오랫동안 계속되면 부교감신경이 몸을 원래의 상태로 되돌리는 것이 잘 안 되는 경우가 있습니다. 이렇게 되면 교감신경이 우위에 서게 되어버립니다.

암 같은 큰 병에 걸린 사람의 말을 들어보면 예외 없이 커다란 스트레스를 지니고 있습니다. 그러므로 수면시간을 충분히 가질 수 없을 만큼 심하게 일을 하거나, 술을 많이 마시는 등의 생활을 하는 경우, 또는 커다란 고민을 지니고 있는 경우에는 병에 걸리는 위험성이 높다고 생각하십시오.

그렇다고 스트레스 자체가 나쁘다는 것은 아닙니다. 어느 정도의 스트레스는 심신의 활성화(活性化)에 좋은 영향을 줍니다. 스트레스가 있어도 부교감신경이 제대로 작용하여 몸의 균형이 유지되면 문제가 없습니다. 다만, 조심해야 하는 것은 교감신경 우위의 상태가 장기간 계속되는 경우입니다.

과보호가 체온을 낮춘다

앞에서 말했듯이 부교감신경 우위의 상태에서도 저체온이 됩니다. 림프구가 과다한 몸의 상태도 병을 초래합니다. 림프구의 비율이 50% 이상 되면 저체온이 되어버리는데, 이 상태에 빠져드는 요인은 간단히 말해서 스트레스가 너무 없는 생활이라고 말할 수 있습니다.

단적인 예가 요즘 아이들의 생활입니다. 공부에 파묻혀 밖에서 힘차게 뛰노는 일이 없는데다가 집에서 TV를 보거나 게임을 하는 경우가 많아서 운동부족 상태가 되어 있음은 여러 전문가들을 통해 지적되는 사실입니다. 게다가 교통사고의 위험, 최근에는 유괴 등의 범죄에 말려드는 위험도 있고 해서 학교에 차로 통학하는 일도 적지 않습니다.

한창 자라는 아이들이 밖에서 놀지 않는다는 것은 운동부족의 문제만 있는 게 아니라 자외선을 쬐는 일이 적다는 점도 문제가 됩니다. 강한 에너지를 갖는 자외선을 쬐면 교감신경이 자극되는데 요즘 아이들은 그러한 기회가 적습니다.

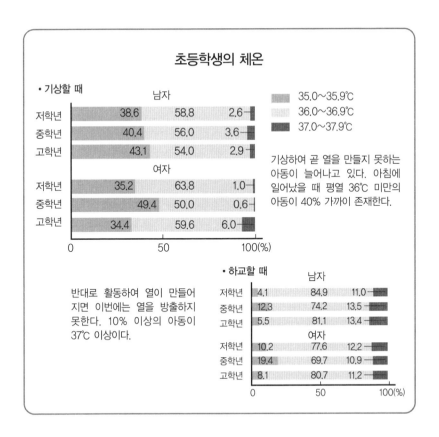

초등학생의 체온

• 기상할 때

	남자		
저학년	38.6	58.8	2.6
중학년	40.4	56.0	3.6
고학년	43.1	54.0	2.9

	여자		
저학년	35.2	63.8	1.0
중학년	49.4	50.0	0.6
고학년	34.4	59.6	6.0

35.0~35.9℃
36.0~36.9℃
37.0~37.9℃

기상하여 곧 열을 만들지 못하는 아동이 늘어나고 있다. 아침에 일어났을 때 평열 36℃ 미만의 아동이 40% 가까이 존재한다.

반대로 활동하여 열이 만들어지면 이번에는 열을 방출하지 못한다. 10% 이상의 아동이 37℃ 이상이다.

• 하교할 때

	남자		
저학년	4.1	84.9	11.0
중학년	12.3	74.2	13.5
고학년	5.5	81.1	13.4

	여자		
저학년	10.2	77.6	12.2
중학년	19.4	69.7	10.9
고학년	8.1	80.7	11.2

세균 감염도 교감신경을 자극하는데 이제는 국민 전체라고 말할 수 있을 정도로 청결(淸潔) 지향적이어서 무턱대고 균을 없애는 것에 정성을 쏟고 있습니다. 아이들은 청결이 지나친 환경에서 생활하게 되어 세균 감염의 기회가 줄어들어 버렸습니다.

요즘 아이들은 옛날에 비해서 극단적인 과보호 속에서 자라고 있습니다. 옛날에는 아이가 조금 우는 정도이면 부모들은 그대로 방치했는데, 지금은 즉각 달래줍니다. 우는 행동은 교감신경의 긴장을 초래하나, 요즘은 그냥 달래주므로 교감신경이 조금 자극을 받을 뿐이고 다음에는 부교감신경이 작동하여 긴장이 풀려버립니다.

어릴 때부터 이렇게 과보호 속에 자라고 운동부족, 청결 일변도의 생활을 하고 있으므로 교감신경보다 부교감신경이 우위에 서게 된 것도 무리가 아닙니다. 이러한 교감신경과 부교감신경의 긴장과 완화가 없는 생활이 림프구 과다로 인한 저체온을 초래한 것입니다.

림프구가 과다하여 저체온으로 되어 있는 경우 알레르기성 질환에 걸리기 쉽다고 앞에서 설명하였습니다. 최근에 알레르기성 질환을 앓는 사람이 많아진 원인이 여러 가지 지적되고 있으나 확고한 설은 아직 없습니다. 유전성도 지적되고 있으나 그것만으로는 현대생활에서 급증하고 있는 이유가 되지 않습니다. 그러나 림프구 과잉으로 되기 쉬운 생활을 요인으로 생각하면 실로 명쾌하게 설명이 됩니다.

열이 나면
면역력이 높아진다

기초체온이 높은 사람은 면역력이 높다

저체온이 병을 만드는 것은 저체온이 되면 면역력이 떨어지기 때문입니다. 면역력은 세균이나 바이러스, 체내에서 만들어진 유해물질 등을 처리하여 체내를 항시 생존에 적합한 상태로 유지하려는 능력입니다. 그 힘이 저하되어 있으니까 몸에 각종 부조(不調)가 나타나는 것은 오히려 당연한 일이지요.

앞의 1장에서 보았듯이 우리 몸의 면역시스템은 과립구와 림프구로 성립되어 있습니다. 이들 면역세포가 가장 효율적으로 작용하기 위해서 중요한 것은 체온 바로 그것입니다. 체온이 통상의 범위 내에 있는 사람, 즉 병자가 아닌 사람으로부터 채혈하여 과립구와 림프구의 상황을 조사해 보면 체온이 높은 사람일수록 림프구의 수가 많은 것을 알 수 있습니다.

림프구는 몸에 해를 끼치는 것을 배제하는, 말하자면 방위군 같은 것입니다. 군사력이 강하면 강할수록 몸을 지키는 힘, 즉 면역력이 높은 것이지요. 그래서 림프구가 많은 사람은 세균이나 바이러스가 몸에 들어와도 그것들을 적절히 배제할 수가 있으니까 웬만해서는 병에 잘 걸리지 않습니다.

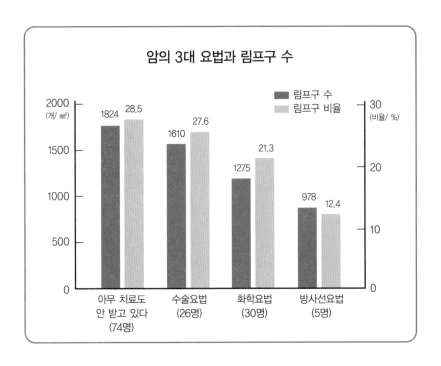

암의 3대 요법과 림프구 수

림프구가 많은가, 적은가는 혈액검사를 해서 곧 알 수 있습니다. 그러나 현대의학의 건강진단에서 혈액검사는 거기까지는 하지 않습니다.

염증성의 병에서는 림프구의 수가 급격하게 증가합니다. 항암제 치료를 하거나, 다른 원인으로 면역부전(免疫不全)으로 되어있는 경우에는 림프구의 수가 급격히 감소합니다. 그러니 병이 나면 림프구의 수 검사는 합니다만, 그 외에는 림프구의 수에 대해서 현대의학에서는 돌아다보지도 않는 것이 현실입니다.

그러나 이 검사를 하지 않아도 체온을 재면 자기의 면역력이 어느 정도인가를 알 수 있습니다. 한번쯤 자신의 체온을 재어서 면역력의 상태를 점검해보는 것이 좋을 것입니다. 스트레스가 있을 때와 편안하게 긴장을 풀 때의 체온을 비교해 보십시오. 체온이 여느 때보다 낮을 때는 면역력이 내려가 있으니 건강에 주의를 기울여야 합니다.

전력(戰力)을 갖추기 위한 림프구의 수

지금까지 림프구에 관해서는 그 비율만을 문제로 삼아왔는데 림프구의 수는 면역력과 어떻게 연관이 되어있는지 알아보겠습니다.

건강한 체온의 범위 내에서는 백혈구의 비율만 알면 특별히 불편한 일은 없습니다. 다만, 별로 수가 증감하지 않는 과립구와 달리 림프구는 열이 나면 2배, 3배로 증가하며, 항암제 치료 등에 의해서 림프구가 극단적으로 줄어드는 경우도 있습니다.

림프구가 크게 변동할 때는 저체온으로 되었을 때, 즉 몸의 상태가 불량할 때라고 할 수 있습니다. 이 경우에는 백혈구 전체가 평상시와 전혀 다른 체제로 되어 있기 때문에 비율만으로는 신체 상황의 실태가 보이지 않습니다. 그래서 진단이나 면역의 상태를 상세하게 파악할 목적으로 림프구의 수를 조사해 볼 필요성이 생겨납니다.

백혈구의 수는 4,000~6,000이 정상범위 내에 있는 것입니다. 림프구가 이물질에 대해서 재대로 싸울 수 있는 전력의 기준은 대체로 1,800입니다. 이것만 있으면 면역력은 일단 구비된 것이기 때문에 특별히 염려할 필요가 없습니다.

예컨대 백혈구의 수를 6,000이라 한다면 림프구 1,800의 비율은 30%가

됩니다. 저체온이 될 선은 30%이니까 빠듯한 정상범위라고 말할 수 있습니다. 백혈구의 수를 4,000이라고 한다면 림프구 비율은 45%가 되기 때문에 이것도 염려 없습니다. 그렇지만 림프구 비율이 50% 이상이 되면 그때는 체온이 내려가기 시작하므로 주의가 필요합니다.

여담이지만, 림프구의 수가 많고 적음은 혈액검사를 하지 않고 당사자를 보기만 해도 어느 정도 추측할 수 있습니다. 림프구 비율이 50%에 가까운 사람은 보기만 해도 차분하고 침착한 느낌을 줍니다. 이에 반하여 활발하게 활동하는 타입으로 언제나 험한 표정을 하고 있는 사람은 림프구 비율이 낮습니다.

열이 난다는 것은 신체의 유지 · 보수

감기를 앓거나 감염증에 걸리면 체온이 높아집니다. 40℃ 가까운 고열이 되고 끙끙 앓는 경우도 있을 것입니다.

고열이 나면 몸이 나른하고 마디마디가 아파서 매우 견디기 어렵습니다. 그 때문에 어떻게 해서든지 해열제를 써서 열을 내리려는 사람도 많으나, 그것으로는 도리어 병이 낫기 어렵게 됩니다.

체온이 높으면 림프구의 수가 많아진다고 지적했듯이 감기가 나은 다음 림프구의 수를 조사해 보면 매우 증가한 것을 알 수 있을 것입니다. 감기 등을 앓고 있을 때는 림프구가 줄어 면역력이 저하되어 있습니다. 그때 체온을 높이고 림프구를 증가시켜 감기 등의 병원체와 싸우려고 하는 것이 열이 나는 메커니즘인 것입니다.

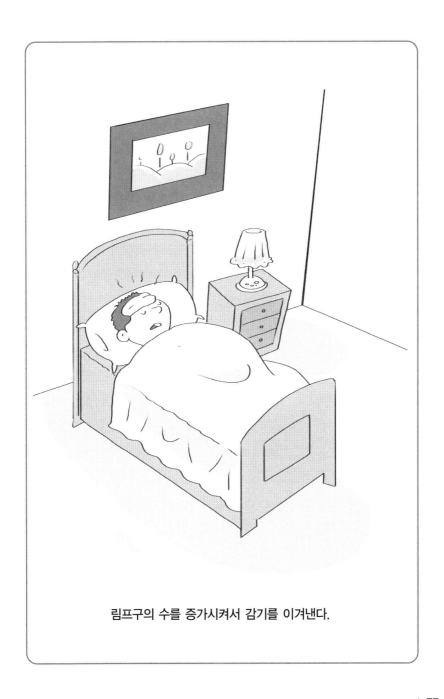

림프구의 수를 증가시켜서 감기를 이겨낸다.

추울 때 감기에 걸리기 쉬운 것처럼 병이 날 때는 체온이 저하되어 있습니다. 따라서 림프구의 비율도 적어지고, 몸은 균형을 잃은 상태로 되어 있습니다. 그러니 체온을 올리고 림프구를 증가시켜 체내의 균형을 되찾으려 합니다. 열이 난다는 것은 균형을 잃은 체내를 유지·보수하려는 것으로 생각하면 좋을 것입니다.

림프구는 병과의 전투가 끝나면 다시 적어져서 건강할 때의 림프구 비율로 되돌아갑니다. 이때 감기는 나았다고 말할 수 있습니다.

열이 높으면 곧장 해열제를 먹는 사람이 많습니다. 그러나 몸이 일부러 열을 내어 감기 바이러스를 퇴치하려고 하는 것인데, 그것을 해열시켜 버린다면 도리어 나을 것이 악화되는 것이지요. 림프구가 증가하지 않으므로 바이러스를 쉽게 퇴치하지 못하고 언제까지나 느릿느릿 감기의 증상은 계속 되는 것입니다.

자연의 섭리에서 보면 약을 쓰지 않고 체력이 소모되지 않도록 몸을 쉬게 하고, 열을 내어 림프구를 증가시켜 자연스럽게 낫는 것을 기다리는 일이 가장 좋은 치료법입니다.

최근에 다소간의 열은 해열제를 사용하지 않는 것이 빨리 낫는다고 의료현장에서도 자주 언급하는데 바로 이러한 이유 때문입니다.

경련은 혈류 회복을 위한 방어반응

고열이 나면 경풍(驚風 : 경기)이나 경련을 일으키는 일이 자주 있습니다. 이것은 열이 나는 것과 마찬가지로 몸이 스스로의 힘으로 나으려는 증거로 생각하면 틀림없습니다.

경풍이 일어나는 것은 열 때문에 뇌에 산소부족이 되어있는 것이 원인이라고 전술하였습니다. 그대로 산소부족이 계속되면 뇌세포가 파괴되므로 우리 몸은 어떻게 해서라도 이 위기(危機)로부터 벗어나려고 합니다.

뇌가 산소부족이므로 몸은 혈액순환을 좋게 해서 뇌에 필요한 만큼의 산소를 보냄으로써 문제를 해결하려 합니다. 그것이 떠는 증상으로 나타납니다. 몸을 조금씩 움직임으로써 혈액의 흐름을 좋게 하려고 하는 것입니다.

일상생활에서도 떨림이 오는 경우가 있습니다. 좋은 예가 갑자기 추운 장소에 나왔을 때 몸이 와들와들 떨리는 것입니다. 또한 사람들 앞에 나가거나 무서운 생각을 했을 때, 심히 긴장한 장면에서 손과 다리가 떨립니다. 이것 또한 교감신경이 혈관을 수축시켜 혈류가 나빠지므로 가능한 한 혈액순환을 잘해서 체온이 내려가는 것을 막으려는 자연의 방어반응인 것입니다.

연령이 높을수록 발생 빈도가 높은 파킨슨병의 특징적인 증상은 '진전(振戰 : 머리, 손, 몸에서 무의식적으로 일어나는 근육의 불규칙한 운동)'이라 불리는 증상입니다. 진전이 일어나는 것도 뇌의 혈류를 개선하기 위한 방어반응이라고 할 수 있습니다. 경련 같은 떨림이 일어나는 것도 역시 동일한 메커니즘에 의한 것입니다.

몸을 떠는 동작은 자기의 몸을 지키고 있는 증표(證票)이므로 경풍이나 경련을 일으킬 때 무턱대고 몸을 억누르면서 진정시키려고 하면 안 됩니다. 아이들이나 나이가 많은 분에게 자주 일어나기 때문에 염려가 되겠지만 경풍은 1분쯤이면 끝나므로 그대로 놓아두도록 하십시오. 경련을 멈추게 하는 것보다는 주위의 물건에 부딪쳐서 상처를 입지 않도록 배려하는 것이 더 낫습니다.

대증요법(對症療法)으로 병은 낫지 않는다

현대의학은 급속한 발달을 해왔다고 말하지만 그럼에도 고칠 수 없는 병이나 원인을 알 수 없는 병이 너무 많아서 일일이 셀 수가 없습니다. 왜냐하면 서양의학은 병으로부터 몸을 지키려는, 인간이 원래 구비하고 있는 능력에 그리 눈을 돌리고 있지 않기 때문입니다.

지금껏 보아왔듯이 병을 얻는 것도, 병에서 낫는 것도 근본적으로는 개개인 스스로의 면역력에 관계되어 있습니다. 이 시점(視點)에 서면 병의 성립이나 치료법은 스스로 알아차려집니다.

나는 서양의학을 전부 부정할 생각은 없으나, 병의 본질을 보지 않고 표면에 나타난 증세에만 대처하는 대증요법으로는 건강 유지나 병 치료의 근본적인 해결이 되지 않는다고 생각합니다.

체온면역력의 사고방식에서 말하자면, 현재의 의료는 면역력을 오히려 저하시키고 병을 악화시키는 치료가 적지 않게 존재합니다. 해열제, 진통제, 항암제, 스테로이드제 등 이들 모두가 교감신경을 자극하여 면역력을 저하시켜 버립니다.

우리는 '면역'이라는 자기 자신이 몸을 유지·보수하는 매우 훌륭한 힘을 구비하고 있습니다. 자연이 만들어낸 그 능력을 충분히 발휘해주는 것이 병의 예방에도, 병의 치료에도 최선이라 할 수 있지요.

면역력이라 말하면 많은 사람들에게는 막연하게 들릴지 모르나, 눈에 보이는 형태로 가르쳐주는 것이 있습니다. 그것이 체온입니다. 체온을 올림으로써 면역력이 높아지는 것에 착안한 암 치료법의 연구도 시작되었습니다.

의료관계자는 물론 우리 한 사람, 한 사람이 체온이 보여주는 신체의 신호를 보지 못하고 넘기는 일이 없도록 해야겠습니다. 저체온 체질에는 온열요법(溫熱療法)이나 반신욕(半身浴)이 매우 효과가 있습니다.

3 장

열을 내게 하여
병을 고친다

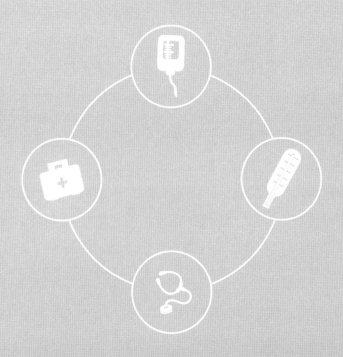

고 통 스 러 운   리 바 운 드

아토피성 피부염의
염증을 일으킨다

스테로이드 사용을 멈추면 낫지 않는다?

아토피성 피부염 환자 가운데 스테로이드 외용약(바르는 약) 처방을 받는 사람이 많이 있는 것 같습니다. 스테로이드제는 염증을 억제하는 강력한 작용을 갖고 있습니다. 그 때문에 알레르기성의 병에 자주 사용됩니다.

그러나 작용이 강력하면 부작용도 강하다는 사실은 의료관계자뿐만 아니라 일반 사람들에게도 널리 알려져 있습니다. 장기간 사용하면 백내장이나 녹내장을 일으키기도 한다, 골수의 성장을 저해한다, 감염증에 걸리기 쉽다 등의 부작용이 나타나기 쉬워집니다. 더 나아가 불면증 등의 정신증상을 일으키기도 합니다.

복용이 아니고 외용약으로 사용하는 경우에는 부작용의 위험성이 다소 줄어들지만, 그럼에도 스테로이드제 장기 사용의 위험성을 알아차리고 약을 그만두는 사람들이 많아졌습니다.

그런데 스테로이드 사용을 그만두어도 그 후 3~4년이 경과했음에도 불구하고 전혀 호전되지 않는다는 말을 자주 듣습니다. 증상이 악화되는 것은 아니지만 언제까지나 호전되지 않는 것이지요. 빳빳하고 불그스름한 피부 그대로이고 원래의 깨끗한 피부로는 돌아가지 않는 경우가 실로 많이 목격됩니다.

왜 이러한 사태로 되는 것일까요? '스테로이드 사용을 그만두었기 때문에 말끔히 치료되지 않는 게 아닌가'라고 생각하는 사람이 있을지도 모릅니다. 그러나 그것은 전적으로 오해입니다. 스테로이드제는 아토피성 피부염을 근본적으로 고치는 약이 아니고, 피부의 염증이라는 증상을 개선하는 작용이 있을 뿐입니다.

스테로이드제를 바르면 아토피성 피부염이 낫는다고 생각하는 사람이 있을는지 모르나, 이 약은 빨갛게 부어오르거나 맹렬한 가려움기가 나타나는, 이 병의 불쾌한 증상을 일시적으로 없애는 일밖에 못합니다.

아토피성 피부염 때문에 병원에 가서 스테로이드제 처방을 받은 사람은 잘 기억해보세요. 의사가 "약으로 고친다"라고 말한 게 아니라 "약으로 염증을 통제한다"라고 말하지 않았나요? 그야말로 스테로이드제는 통제하기 위한 약제에 불과합니다.

어찌되었든 간에 스테로이드제를 대증요법의 약으로 단기간 사용하는 것은 그렇게 문제가 되지 않습니다. 그러나 1년, 2년 열심히 바르게 되면 발진(發疹)이 강해지거나, 스테로이드제의 사용량이 증가하거나 합니다.

처음에는 매일 바르는 일이 없을 것입니다. 대체로 1주에 한 번 바르는 정도이나, 1년쯤 지나면 3일에 한 번씩 하는 식으로 오랫동안 바르고 있으면 있을수록 점점 바르는 횟수가 많아지고 마침내는 매일 바르게 됩니다.

이것이 스테로이드에 의한 지옥으로 가는 터널입구가 되는 것입니다.

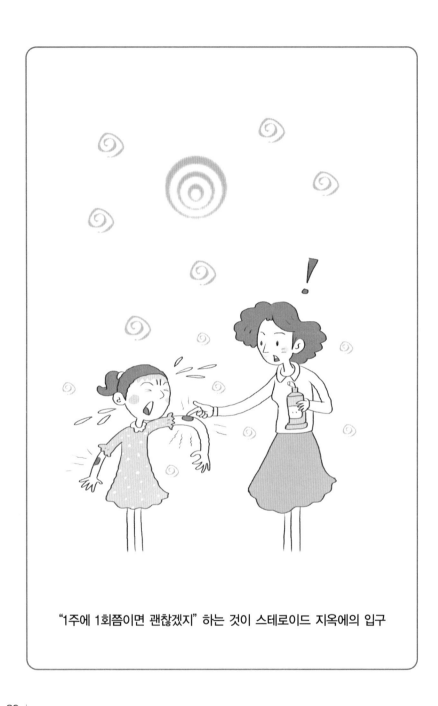

"1주에 1회쯤이면 괜찮겠지" 하는 것이 스테로이드 지옥에의 입구

리바운드로 새로운 증상이 나타난다

스테로이드는 원래 우리 체내에서 만들어지고 있는 부신피질호르몬입니다. 몸에서 만드는 양이 근소하기 때문에 약으로서는 지질(脂質)의 하나인 콜레스테롤에서 합성되어 만들어지고 있습니다.

이 스테로이드제를 오랜 기간 동안 피부에 바르면 피부조직에 콜레스테롤이 침착(沈着)하여 산화변성(酸化變性)해버립니다. 통상의 콜레스테롤은 소변을 통해서 배설되지만, 산화변성화한 콜레스테롤은 배설되기가 어렵고, 스테로이드제를 사용하면 할수록 피부에 축적됩니다.

산화변성화한 콜레스테롤이 피부에 축적되면 어떻게 될까요? 산화물질의 자극으로 우리 몸은 교감신경 긴장상태로 됩니다. 과립구가 증가하여 그것이 빈틈없이 피부조직에 침입해 염증이 생기는 것입니다. 이 염증은 아토피에 기인한 것이 아니고 산화물질에 대한 반응입니다.

원인은 달라도 염증이므로 그 증상을 억제하기 위해서 스테로이드제를 사용하면 전보다 더 많이 바르지 않고는 증상이 완화되지 않습니다. 스테로이드제로 인한 염증은 더욱 퍼지고 마침내는 스테로이드제를 바르지 않은 곳에서조차 염증이 생기게 됩니다. 이렇게 해서 스테로이드제의 사용량은 점점 늘어나고, 피부의 손상은 악화일로(惡化一路)의 길을 걷게 됩니다.

그렇다면 스테로이드제 사용을 중지하면 문제가 없을까요? 그렇지 않습니다. 한번 장기간에 걸쳐 스테로이드제를 사용하면 그것을 그쳤을 때 강력한 리바운드(악화) 반응이 나타나게 됩니다. 피부가 빨갛게 부어오르고, 고약한 냄새가 나는 고름이 질금질금 나옵니다. 물론 격렬한 가려움의 고

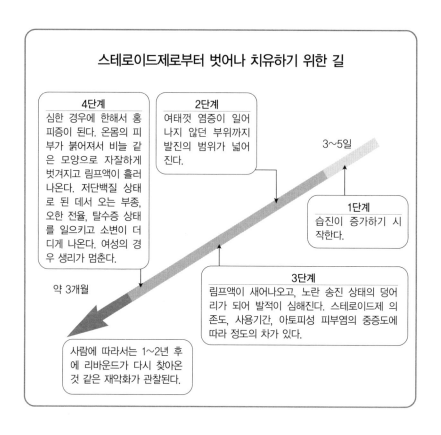

스테로이드제로부터 벗어나 치유하기 위한 길

4단계
심한 경우에 한해서 홍피증이 된다. 온몸의 피부가 붉어져서 비늘 같은 모양으로 자잘하게 벗겨지고 림프액이 흘러나온다. 저단백질 상태로 된 데서 오는 부종, 오한 전율, 탈수증 상태를 일으키고 소변이 더디게 나온다. 여성의 경우 생리가 멈춘다.

2단계
여태껏 염증이 일어나지 않던 부위까지 발진의 범위가 넓어진다.

3~5일

1단계
습진이 증가하기 시작한다.

약 3개월

3단계
림프액이 새어나오고, 노란 송진 상태의 덩어리가 되어 발적이 심해진다. 스테로이드제 의존도, 사용기간, 아토피성 피부염의 중증도에 따라 정도의 차가 있다.

사람에 따라서는 1~2년 후에 리바운드가 다시 찾아온 것 같은 재악화가 관찰된다.

통도 받습니다.

아토피성 피부염이 재발했다고 생각하는 사람도 있을 것 같은데, 실상은 재발이 아니고 스테로이드 중단에 의한 리바운드입니다. 그런데 재발한 것으로 알고 다시 스테로이드 치료를 시작해버리는 사람이 있습니다. 스테로이드제를 바르면 분명 염증은 수그러들어 치료된 듯한 기분이 들겠지요.

리바운드 반응이라고 알고 있는 사람도 그 격렬한 증상에 견디지 못해 스테로이드제를 재사용하게 되는 경우도 있습니다. 그러나 약에 의존하지 않고 이 리바운드를 극복하지 않는 한, 스테로이드제가 가져오는 악화의 길을 단절할 수는 없습니다.

몸을 따뜻하게 하면 벗어날 수 있다

그러면 스테로이드제 중단으로 인한 리바운드는 어떻게 극복하면 될까요.

리바운드는 면역이 몸에 침착한 산화변성 콜레스테롤을 몸 밖으로 배출하려고 열심히 노력하는 데서 일어납니다. 그러니까 이것을 도와 고름을 전부 뽑아내버리면 되는 것입니다.

첫째로 리바운드는 재발한 것이 아니고 스스로의 힘으로 치유하려고 노력하는 증표라는 것을 잘 이해해두십시오.

스테로이드를 사용하고 있는 사람은 모두 교감신경이 흥분한 상태로 되어있고, 혈류가 나빠 몸이 냉해져 있습니다. 증세가 심하게 나타나는 것은 대개 몸을 따뜻하게 하고 있을 때이므로 많은 사람들이 되도록 몸을 냉하게 하려고 합니다. 목욕할 때도 되도록 몸을 따뜻하게 하지 않으려고 모두가 조심조심 생활을 하고 있습니다.

몸을 차갑게 하면 부기나 가려움은 분명 일시적으로 그칩니다. 그러나 냉기에 의해서 혈관이 수축하게 되므로 혈행이 나빠져버립니다. 그러면 콜레스테롤의 배출이 불가능해지고 결국은 스테로이드로부터 벗어나는 기회를 상실해버리는 일로 됩니다.

그러므로 가급적 몸을 따뜻하게 해서 면역의 활성(活性)을 높이고 혈류를 좋게 해서 산화물질을 계속해서 배출해 갈 필요가 있습니다.

리바운드 때 몸을 따스하게 하는 치료법으로는 침으로 하는 자락요법(刺
絡療法)이나 한방약 등이 있습니다. 가정에서 할 수 있는 가장 효과적인 방
법은 목욕입니다. 너무 더운 물로 목욕을 하면 가려움이 심해지므로 자기
가 쾌적하다고 생각하는 온도의 물로 하는 것이 중요합니다. 이에 관해서
는 5장에서 상세하게 설명하겠습니다.

목욕으로 몸이 따뜻해지면 처음에는 가려움이 심해지나, 그것은 치료되
는 과정이라는 것을 이해하고 조금 참아야 합니다. 목욕 외에 환부에다 뜨
거운 물에 적신 타월을 대고 따뜻하게 하는 것도 좋은 방법입니다.

어린이나 학생은 여름방학을 이용해서 스테로이드로부터의 탈각(脫却)
시도를 권합니다. 이때는 기온이 높고 혈행이 좋아져 있으므로 고름이 계
속 배출되어집니다. 여름방학 동안에 리바운드로부터 완전히 벗어나는 것
은 어려운 일일지도 모릅니다.

많은 젊은이들이 어려서부터 성인이 되기까지 5년, 10년이라는 장기간
스테로이드를 계속 바르고 있습니다. 그러는 동안에 쌓이고 쌓인 산화물질
이 몸에서 빠져나가려면 꽤 긴 시간이 걸립니다. 5년쯤 계속 발랐을 경우
스테로이드제로부터 벗어나려면 1~2년이 걸린다는 것을 각오하십시오.
더 장기간 스테로이드를 사용해온 경우에는 수년이 더 걸립니다.

후지사와 피부과의 후지사와 시게키(藤澤重樹) 원장은 아토피가 잘 낫지
않는 환자에게 스테로이드에 의존하지 않고 치료하도록 지도하고 있습니
다. 식사지도와 심리치료를 중심으로 자율신경의 균형을 가다듬는 방법으

로 효과를 얻고 있습니다.

후지사와 원장은 리바운드 반응에서 염증이 너무 강하게 나타나면 학교나 회사를 장기간 결석해야 하는 등의 마이너스 면도 있기 때문에 되도록 리바운드를 피하는 진료에 전념하고 있습니다. 그 때문에 목욕으로 급격한 반응을 일으키는 일은 굳이 권하고 있지는 않는다고 하는데, 실제로 몸을 따뜻하게 해서 나은 사례가 많이 있다고 말합니다.

리바운드는 참으로 괴로운 것입니다. 그러나 생각하기에 따라서는 리바운드가 일어났다는 것은 오히려 다행한 일이라고 말할 수 있습니다. 만일 그대로 스테로이드를 계속 바르고 산화물질의 침착이 과대한 양이 되면, 그때는 면역력이 저하되고 리바운드조차 일어나지 않게 됩니다.

그러므로 스테로이드제 사용을 그만두고 리바운드가 곧장 나타나면 아직 가벼운 상태에서 끝났다고 생각해도 됩니다. 리바운드를 견디는 기간은 괴롭고 빳빳한 피부 그대로이나, 몸을 따뜻하게 하기를 계속해 나간다면 마침내 매끈하고 반들반들한 피부가 돌아옵니다.

아토피성 피부염이 증가하는 이유

원래 같으면 윤기가 돌고 싱싱한 피부를 무참하게 상처 내는 아토피성 피부염은 갈수록 급증하고 있으며, 병상(病狀)이 매우 중하여 공부나 사회생활에 지장을 주는 경우도 상당히 늘고 있습니다.

과거에는 아토피성 피부염, 소아천식 등의 알레르기 질환은 어릴 적에 걸려도 성인이 되면 자연히 낫는 경우가 많았었는데, 최근에는 성인이 되어서도 장기간 질질 끄는 경우가 눈에 띄게 많아졌습니다.

앞에서 제시했듯이 알레르기는 교감신경 우위로 과립구가 증가해서 일어나는 병과는 반대로, 부교감신경 우위로 림프구가 너무 증가하는 데서 옵니다.

아이들에게 알레르기 질환이 많은 것도 아동기에는 압도적으로 림프구 우위의 상태로 되어있기 때문입니다. 그 후 15세 무렵부터는 과립구와 림프구의 비율이 비슷해지고 20세 이후에는 역전합니다.

그렇기 때문에 성년이 되면 알레르기는 자연히 치료가 되는 경우가 많은데, 요즘에는 림프구 과다의 시대가 길어졌습니다. 가난했던 시대와 달리 현대생활은 어린 시절부터 노동하는 일이 없고, 가정에서는 과보호로 길러지고, 밖에서 노는 기회도 줄어 운동부족 상태가 되어있습니다. 다시 말해서 부교감신경 우위의 편안히 쉬는 상태가 아무래도 길어져 버립니다.

또한 치료가 어려운 중증의 아토피성 피부염도 증가하고 있습니다. 여기에는 의료측의 문제도 있습니다. 앞에서 언급했던 것처럼 스테로이드 외용약의 장기 사용에 의해서 나을 수 있는 것도 낫지 않고, 스테로이드의 축적에 의해서 계속 악화되어버리는 것입니다.

처음에는 모두가 가벼운 기분으로 스테로이드제를 쓰기 시작합니다. 주변 환자들의 딱딱한 피부를 보고 "나는 아직 저렇게까지 심하지도 않고, 저렇게 되지는 않는다"고 모두가 방심해버립니다.

물론 의사들도 부작용이 강한 스테로이드제의 다용(多用)에는 주저합니다. "가능하면 강한 약은 사용하고 싶지 않다"라는 뜻은 강한 약은 효력이

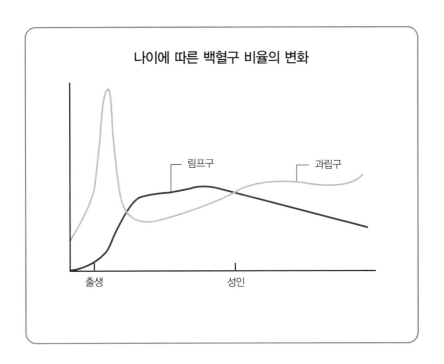

나이에 따른 백혈구 비율의 변화

림프구

과립구

출생

성인

강한 만큼 거의 혈류를 정지시켜버리기 때문입니다. 예를 들어 스테로이드 제를 귀나 입에 바르면 그 부분만 하얗게 되어버립니다. 입가에 발랐을 때 마치 흑백이 반전된 판다곰처럼 됩니다.

이렇듯 강력한 약은 그 무서운 효과가 뚜렷하므로 의사도 되도록 사용을 자제합니다. 그래서 효과가 약한 것을 사용하는데, 그것이 도리어 나쁜 결과를 초래합니다.

약한 약은 많이 발라도 피부가 파탄하기까지는 시간이 걸립니다. 약의 영향을 알기가 어려운 만큼 안일한 생각으로 장기간 계속 사용하기 쉽습니다.

그로 인해 스테로이드의 축적과 더불어 처음에는 관절이나 목의 주변 등 극히 일부였던 염증이 점점 몸 전체에 퍼져갑니다. 그리고 10년, 20년이나 약을 계속 사용하면 그때는 색소가 빠져 살갗이 하얗게 되고 피부가 엷어져서 혈관이 들여다보이게 됩니다.

이러한 변화가 있어도 살갗의 변화는 조금씩이기 때문에 스테로이드의 무서움을 알아차리지 못하고 계속 발라갑니다. 이렇게 해서 아토피성 피부염은 더욱더 중증(重症)으로 되어가는 것입니다.

그렇다면 왜 의사가 이러한 변화를 간과하고 치료를 계속하는 것일까요? 실은 스테로이드의 무서움을 제일 모르는 사람은 대학병원 등 큰 병원의 피부과 의사입니다. 많은 경우에 피부과의 주치의는 반년마다 교체됩니다. 반년밖에 동일한 환자를 보지 못하기 때문에 환자의 장기적인 변화를 알 수가 없습니다.

단기간만 보니까 안이하게 스테로이드제를 처방해버리는 결과가 됩니다. 이에 비해 개업의는 수년, 또는 10년이라는 장기간 동안 환자를 볼 수 있으므로 의외로 스테로이드제의 무서움을 잘 이해하고 있는 것입니다.

아토피의 원인을 알아야 한다

스테로이드 외용약을 사용하지 않고 아토피성 피부염을 어떻게 치료해야 될까요? 의외로 간단합니다. 그대로 내버려두면 됩니다.

아토피성 피부염은 집안 먼지, 애완동물의 털이나 비듬, 진드기 등이 피부에 붙으면 그것을 이물질로 인식하여 면역력에 의하여 몸으로부터 제거하려는 반응에 의해서 일어납니다. 건강한 사람은 이들 물질을 이물질로 인식하지 않지만, 림프구가 많은 아토피 체질에서는 배제해야 할 물질로 과잉반응하는 것입니다.

피부에 염증이 생기는 것은 몸이 이물질을 몰아내려고 열심히 노력하는 증거이기 때문에 그것을 일부러 약 등으로 정지시키려고 할 필요가 없습니다.

어린이의 온몸이 빨갛게 부어있는 것을 보고 어머니는 허둥대며 어떻게 해서든지 처리해주고 싶겠지요. 그러나 염려하지 마세요. 아이들은 면역반응이 강하기 때문에 전신이 새빨갛게 됩니다.

그럴 경우에는 지나친 염려보다는 "됐다!"라고 즐거워하십시오. "우리 아이는 감도(感度)가 좋으니까 독소를 배설할 능력이 높다"라고 자만해도 좋은 것입니다.

염려하지 않아도 대개 다음날 아침에는 언제 그랬느냐는 듯이 치유되어 있습니다. 아토피성 피부염이라면 엄청나게 무서운 병이라고 생각하는 사람도 있을는지 모르나, 다만 그 정도의 병인 것입니다.

특히 부기가 심한 경우에는 빨리 낫습니다. 알레르겐(알레르기의 원인이 되는 물질)을 몸 밖으로 배출하려는 힘이 강하기 때문에 증상도 야단스러운 것입니다.

온몸이 새빨갛게 부은 아이가 울고 있는 것을 보게 되면 어머니로서 괴로운 일이나, 어쨌든 그대로 방치합시다. 그렇다고 전혀 손을 쓰지 않고 방치해두면 동일한 일을 되풀이하게 됩니다.

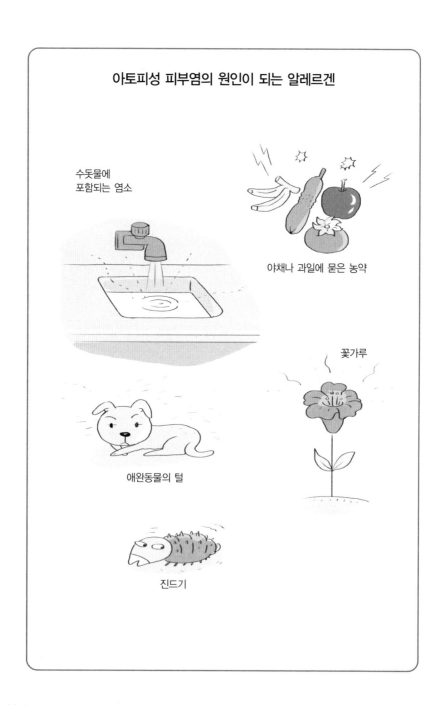

아토피성 피부염의 원인이 되는 알레르겐

수돗물에
포함되는 염소

야채나 과일에 묻은 농약

꽃가루

애완동물의 털

진드기

아토피 대책의 으뜸은 약을 써서 고치려고 하는 것이 아니라 아토피 증상이 생기지 않도록 원인을 찾아서 환경을 바꾸어주는 일입니다.

아토피는 알레르겐과 접촉되지 않는 한 증상이 나타나지 않기 때문에 우선 알레르겐을 찾아내는 것이 중요합니다. 알레르겐은 의료기관에서 검사하면 어느 정도 특정(特定)할 수 있으나, 검사를 하지 않더라도 아이들과 항시 같이 지내면서 잘 관찰하다 보면 알 수 있습니다. 원인이 되는 물질은 대개 눈에 보이는 것들입니다. 원인만 규명되면 얼마든지 환경을 개선할 수가 있습니다.

예를 들면 어린이는 수돗물이 원인인 경우가 자주 있습니다. 수돗물에 포함되는 염소(鹽素)가 피부를 자극하여 전신에서 반사(反射)가 일어나 새빨갛게 됩니다. 만일 목욕 후 증상이 나타나면 수돗물이 의심스럽습니다. 수돗물이 원인으로 밝혀지면 그 나름의 대책이 섭니다.

목욕으로 씻은 다음 염소를 제거한 더운물로 피부를 잘 헹구면 됩니다. 어항용으로 클로르칼크를 제거한 것이 시판되고 있으니 그것을 이용하면 편리할 것입니다. 또한 욕조의 염소는 한 사람이 들어가면 그 사람에게 염소가 흡착(吸着)되므로 누군가가 먼저 목욕한 다음에 들어가면 됩니다.

또한 야채에 묻어있는 농약이 원인이 되는 경우도 종종 있습니다. 평소에 먹지 않았던 것을 먹고 증상이 나타났을 경우 먹거리에 묻은 농약 등의 물질이 원인일지 모른다는 짐작이 대충 갑니다. 그러한 짐작이 가면 그날 새롭게 식탁에 오른 식품에 주의합시다.

시골 할아버지댁에 놀러갔다 와서 증상이 나타났을 경우에는 진드기나 먼지를 흡입한 것이 원인일지도 모릅니다. 오래된 집에는 진드기의 시체가 많으며, 집 안을 뛰고 돌아다니면 먼지가 일기 마련입니다.

그런데 다른 물질과 달리 진드기나 먼지를 몸 주변에서 전부 제거한다는 것은 아마 무리일 것입니다. 본래 우리 인간의 몸은 진드기 정도로는 알레르기를 일으키지 않도록 되어있습니다. 그러니까 아토피 체질에서 벗어나는 노력도 잊지 않도록 하십시오. 밖에서 잘 놀면서 몸을 단련하고, 자외선을 쬐기도 하고, 마른 수건으로 피부를 마찰하여 단련하는 등 노력을 하여 림프구 과잉의 상태에서 벗어납시다.

가려워 견딜 수 없는 경우의 응급조치

아토피성 피부염의 증상에서 고통스러운 것은 맹렬한 가려움증일 것입니다. 손톱으로 피부를 마구 긁어서 피부의 손상이 커진 경우가 자주 있습니다. 그래서 아이에게 긁지 말라고 강하게 나무라는 어머니가 있는데 긁는 것을 금지하는 것이 옳다고만은 말할 수 없습니다.

습진이나 아토피는 언제나 관절의 굽은 부위에서 증상이 나타납니다. 굽은 부위는 혈행이 불완전하기 쉬운 곳이기 때문입니다. 아토피성 피부염은 항원이 들어온 부위에 혈류를 증가하여 항원을 혈액으로 희석하려는 반응이므로 혈류가 많으면 많을수록 염증도 가볍게 끝납니다.

가려운 곳을 재치있게 긁으면 혈류가 좋아지기 때문에 오히려 빨리 낫습니다. 염증으로 가려움이 생기는 일은 어떤 의미에서는 자연의 섭리라 할 수 있습니다. 어린이의 경우 약간의 상처는 빠르게 수복(修復)하는 힘이 있으나, 그래도 상처가 남을 정도까지 긁는 일은 바람직하지 않습니다. 손톱으로 긁는 것이 아니라 가려운 곳을 두드리거나 눌러서 가려움을 완화시키는 정도가 좋습니다.

꼭 가려움을 없애고 싶으면 얼음물에 담근 타월을 대는 방법도 있습니다. 이렇게 식힘으로써 혈류는 나빠지나 가려움은 완화됩니다. 다만, 식힌다는 것은 어디까지나 일시적인 응급조치에 불과합니다. 진정한 의미에서 낫게 하려면 몸을 따뜻하게 해서 혈류를 좋게 하는 것이 제일입니다. 근본치료와 응급치료의 차이를 잘 이해해두십시오.

화분증도 먼저 약을 끊어야 한다

아토피처럼 화분증도 알레르기 반응입니다. 재채기나 콧물이 너무 심하면 히스타민 약, 스테로이드의 점비약(点鼻藥 : 코 속에 뿌리는 약)으로 증상을 멈추게 하는 것이 많은 사람들이 하는 치료법일 것입니다. 그런데 그 약이 오히려 화분증을 악화시켜 버립니다.

체내에 꽃가루가 들어오면 그것을 배제하기 위해서 재채기나 콧물이 나옵니다. 증상을 멈추게 하면 꽃가루는 그대로이니까 체내의 림프구는 계속 증가합니다. 그 결과 소소한 자극에도 과잉반응을 나타내 화분증이 악화되는 것입니다.

그 상태를 원상으로 복귀시키기 위한 방법으로 3가지를 제안합니다.

첫째는 운동입니다. 밖에는 꽃가루가 날고 있으니까 실내에서 할 수 있는 체조가 좋을 것입니다. 라디오 체조를 제대로 하면 훌륭한 운동이 됩니다.

둘째는 식사를 검토하십시오. 부교감신경을 자극하는 단것이나 튀김 종류를 피하고, 자율신경의 밸런스를 정비하는 현미·채식을 권장합니다.

셋째는 목욕입니다. 샤워가 아니고 욕조 속에서 몸이 따뜻해지게 하는 것이 중요합니다.

이러한 것들을 실행할 때에는 당연히 약의 사용을 그만두어야 합니다. 재채기는 체온을 올리기 위한 몸의 방어반응입니다. 재채기를 연발하면 몸이 따스해짐을 경험한 사람이라면 알 것입니다.

자 연　소 멸

우선 암을
받아들여라

세상에 알려지지 않은 치료약 OK-432

어느 분으로부터 이러한 이야기를 들었습니다.

암으로 여명(餘命)이 3개월이라고 선고받은 사람이 인플루엔자에 걸려 39℃의 발열이 1주일 정도 계속되었다고 합니다. 암으로 체력이 저하되어 있었는데 인플루엔자에 걸리다니 그야말로 고통스러웠을 것이라고 생각됩니다.

그런데 이게 웬일입니까. 다음 달 검사를 받아보니 암이 다 사라져버렸다고 합니다. 그분의 암은 전신에 전이(轉移)되어 있었는데 간장암, 전립선암, 그리고 뼈와 림프에까지 전이했던 암이 싹 사라졌던 것입니다.

기적이 일어난 것이라고 생각하는 사람이 많을 것이나, 이러한 증례(症例)가 있다는 것은 항시 암환자를 진찰해온 의사들에게는 일찍부터 알려져 있었습니다.

1960년대에 "암은 자연히 낫는다", "암은 열이 나면 낫는다"라는 내용의 의학논문이 차례로 나온 적이 있었습니다.

일본에서 처음 심료내과(心療內科)를 만든 규슈대학의 이케미 유지로(池

見西二郎) 교수는 당시 수십 년의 연구결과로서 "암은 빈번하게 자연치유 되고 있다"라고 발표하였습니다. 때마침 그때, 이번에는 가나자와대학 암 센터의 오카모토 하지메(岡本肇) 소장이 "단독(丹毒)이나 면종(面腫)을 일으 키면 암이 전신에 전이했더라도 전부 없어진다"라는 논문을 냈습니다.

단독이란 용혈성(溶血性) 연쇄구균(連鎖球菌)이라는 세균에 의한 피부염 증이며, 면종은 황색포도구균(黄色葡萄球菌)의 감염으로 안면 털구멍의 깊 은 곳에 농종(膿腫)이 생기는 병입니다.

이러한 세균에 감염되면 높은 열이 나고 감염된 부위가 부어오릅니다. 감염증이 많았던 옛날에는 큰 부스럼을 절개하여 고름을 짜내는 일이 자주 있었습니다. 이런 일이 있으면 그 후 암이 없어져버리는 사례가 종종 있습 니다. 아마 감염에 의한 전신의 발열로 면역능력이 높아져 암세포가 사멸 한 것이라고 생각됩니다.

그래서 이러한 연구를 응용하여 용혈성 연쇄구균을 처리하여 세력이 약 한 균을 만들고, 그것을 암 치료에 이용하는 방법이 개발되었습니다. 그것 이 'OK-432'라는 약입니다.

OK-432는 세균이라는 이물질을 일부러 체내에 넣어 그것을 배제하려 는 면역시스템과 싸움을 붙이는 것입니다. 싸움으로 인한 열로 암세포를 자연스럽게 없애버리려는 이치입니다.

실제로 오카모토 소장은 대규모 연구계획을 세워 이 약의 효과를 연구했 고, 당시의 후생노동성으로부터 암이 사라지는 증례가 인정되어 약으로서 인가되었습니다.

현재도 국립암센터 등 꽤 많은 의료기관에서 OK-432가 사용되고 있습니다. 그러나 항암제와 동시에 사용되기 때문에 몸의 반응이 항암제에 져버려 OK-432 본래의 힘이 제대로 발휘되지 못하고 있습니다. 그 문제에 관해서는 후에 상술하겠습니다.

1960년대에 이렇게도 훌륭한 약이 등장했는데 왜 이제는 빛을 발휘하지 못하는 것일까요?

실은 OK-432가 등장한 시대에 항암제 개발이 활발히 진행되었기 때문입니다. 새로운 항암제가 차례로 출현하는 와중에 단순히 열이 나게 하여 암을 고치려는 방법은 소극적인 치료법이라고 생각되었기 때문이지요. 많은 의사들은 더욱 적극적으로 암을 치료하고자 하는 열정에서 그들의 시선을 항암제 쪽으로 돌려버린 것입니다.

생각해보면 1960년대는 고도 경제성장기의 시발점이어서 어떤 분야에서나 새로운 기술, 최신의 과학을 추구하던 시대였습니다. 의학계도 마찬가지였습니다. 항암제라는 화학적 치료법의 진전만이 주목되고, OK-432처럼 자연의 힘을 이용하려는 방법은 소극적이라고 간주되어 차례로 도외시되었던 것입니다.

그러나 현재는 다시 면역력을 높여서 암을 고치려는 방법이 크게 주목받게 되었습니다. 40년의 시대를 거쳐 과학 편중의 의학으로부터 눈을 뜨고, 인간 본래가 지니고 있는 힘으로 고친다는, 선인들이 깔아놓은 길로 다시 되돌아온 것입니다.

다시 주목받기 시작한 암 치료법 – 온열요법

요즘 암 치료법으로 주목받고 있는 것이 온열요법입니다. 고열이 나면 암이 없어지는 증례 등에서 암세포는 다른 세포에 비해서 열에 약하다는 것이 알려져 왔습니다. 이 점에 착안하여 암을 열로 고치려는 것이 온열요법입니다.

이 치료법 자체는 1960년대 무렵부터 연구되어 왔고, 현재에도 일부 의료기관에서 행해지고 있습니다. 일부 제한된 범위에서 의료보험도 적용됩니다. 방법은 여러 가지가 있으나, 자주 행해지는 방법은 암이 있는 장소에 마이크로파나 전자파를 쏘아서 국소(局所)를 따뜻하게 하는 방법입니다.

몸의 온도가 39.5℃ 이상으로 올라가면 암이 사멸할 가능성이 높아집니다. 단, 밖에서 열을 쬐어도 몸의 내부까지는 여간해서는 따뜻해지지 않는다는 문제가 있습니다. 몸의 표면에 생긴 암은 어떻든 간에 내장의 암에는 효과를 내기가 어렵다는 문제가 있습니다. 또한 국소는 따뜻해지나 몸 전체를 따뜻하게 하는 것은 꽤 어렵습니다.

그 때문에 온열요법은 그리 효과가 좋은 것이 아니고, 다른 치료법을 행할 수 없게 되는 경우에 대체요법으로 선택되는 예가 태반이었습니다. 그러나 최근에 이르러 온열요법의 연구가 진전되고 있습니다. 온열요법용 기기(器機)의 개발도 시작되었습니다. 아직 암에 대한 임상결과는 나와 있지 않으나, 앞으로 암 치료의 빛이 될 것이라는 대단한 기대를 모으고 있습니다.

면종(面腫)이 나면 암이 소멸된다

인플루엔자에 걸리거나 면종이 생긴 경우, 혹은 온열요법을 행한 경우 왜 암이 소멸될까요? 암세포는 열에 약하기 때문이라고 알려져 왔지만 실제로는 면역이 활성화되는 점이 매우 중요하다는 사실에 주목할 필요가 있습니다.

여기서 암의 원인에 대해 확인해 봅시다. 암은 세포의 증식에 관계되는 유전자에 이상이 생겨 발증(發症)하는 것으로 알려져 있습니다. 본래 세포의 증식은 일정한 룰 아래 행해지나, 그것을 통제하는 유전자가 정상적으로 작동하지 않기 때문에 무제한으로 증식해버리는 것입니다.

세포가 이상증식해서 생긴 것을 종양(腫瘍)이라고 하는데, 생긴 장소에서만 커지는 것은 생명을 위협하는 것이 아니기 때문에 '양성종양'이라고 부릅니다. 이것과는 별도로 다른 조직에까지 침입하거나, 전신으로 전이하는 악성의 것이 있습니다. 그것이 암입니다.

증식의 통제가 불가능해진 세포, 즉 암세포는 놀랍게도 매일 3,000~4,000개가 체내에서 생긴다고 합니다. 그런데 어째서 발암(發癌)까지는 가지 않은 것일까요?

항상 자기 몸을 순찰하는 세포가 변한 세포를 이물질로 판단하여 공격명령을 내리는 바람에 대개는 소멸되어 버립니다. 우리 몸은 외부에서 들어온 세균, 바이러스 등의 이물질뿐만 아니라 자기의 몸 안에 생긴 이물질도 착실히 처분해버립니다.

그러나 면역의 힘보다 암세포가 증식하는 힘 쪽이 세어지면 암세포는 증식을 계속하고, 마침내 종양으로서 눈에 보일 정도의 크기로까지 자랍니다. 이렇게 되면 암이 뚜렷이 발병한 것입니다.

암이 발병하면 이젠 면역의 힘으로는 어찌할 도리가 없는 것일까요. 물론 그렇지 않습니다. 분명 환자의 몸은 암의 세력으로 인해 면역의 힘이 약해집니다. 몸 안에서는 교감신경 우위로 되어 체온이 낮아지게 됩니다.

따라서 체온을 높여 몸의 유지·보수를 하면 되는 것입니다. 체온이 올라가면 교감신경과 부교감신경의 균형이 회복되고 면역의 힘이 소생합니다. 그리하여 암세포를 표적삼아 NK세포가 공격을 해줍니다. 이것이 온열요법의 목적입니다.

흥미로운 일은 고열로 암이 사라질 때에는 실로 빨리 암이 없어집니다. 림프구가 공격한다고 말하면 암이 조금씩 서서히 적어지는 것을 생각할 수 있으나, 허파가 온통 암투성이인 상태에서 단 1~2주 만에 싹 사라져버리는 것입니다. 환자는 40℃ 가까운 고열을 내며 몸이 나른하고 몸의 상태가 나빠지나, 그 후로는 마치 감기가 낫은 것처럼 "상쾌해졌구나!"라고 자각하게 됩니다.

고열이 나면 암이 낫는다고 하지만, 고열 자체가 체력을 매우 소모시킵니다. 그 때문에 이미 체력이 극단적으로 저하되어 있을 경우에는 오히려 죽음을 앞당기게 되는 가능성이 있습니다. 이는 OK-432나 온열요법에 관해서도 똑같은 말을 할 수 있습니다. 면역력이 소생할 만큼의 체력이 없으면 효과를 기대할 수 없습니다.

OK-432가 암의 치료법으로서 햇빛을 보지 못한 것도 항암제와 함께 사용한 것 외에, 거의가 말기암 환자에게 시행된 것에 기인합니다. 발열로 체력이 소모되어 오히려 조사(早死)하는 사례가 생겨 점점 경원당한 것입니다.

그러면 어느 정도의 체력이 있어야 발열을 견디어낼 수 있을까요? 림프구의 비율이 10% 이상 남아있음이 기준일 것입니다. 쉽게 말해서 자기 힘으로 식사를 하고, 비틀비틀해도 자기 스스로 걷는 체력이 남아있는 상태입니다. 이 정도의 체력이 남아있으면 체온도 35℃ 정도는 있습니다.

조기발견 · 조기치료가 암을 만든다

"암은 조기발견, 조기치료가 중요하다."

이 말은 암에 대한 이야기에 반드시 나올 정도로 현대의학에서 강조하고 있습니다. 그러나 사실 조기발견, 조기치료만큼 해가 되는 일도 없습니다.

암이 의심되는 조기암(早期癌)이라고 진단된 경우 곧바로 수술은 못합니다. 병실 예약 등의 절차 때문에 대체로 2~3주간 기다리게 됩니다. 그리고 준비가 다 되어 막상 입원하여 정밀검사를 해보니, 신기하게도 암이 전부 없어져 있더라는 경우가 종종 있습니다.

암이란 것은 한번 생기면 그대로만 있는 것이 아니고, 생겼다 없어졌다 반복을 하는 것입니다. 림프구가 많고 면역력이 높은 상태라면 암은 소멸하지만, 조금 면역력이 떨어지면 다시 암이 부활하게 됩니다. 따라서 입원을 기다리는 동안 몸을 쉬게 하고 면역력을 상승시켜 놓으면 암이 소멸될 가능성이 꽤 있는 것입니다.

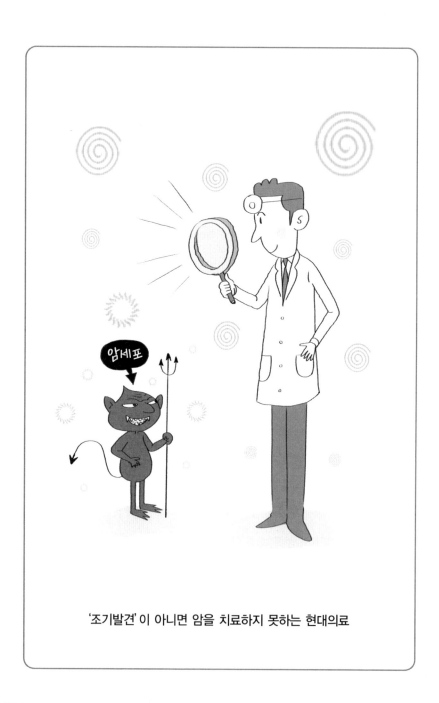

'조기발견'이 아니면 암을 치료하지 못하는 현대의료

제대로라면 자연히 낫는 일이 흔히 있어야 합니다. 그런데도 현재의 의료에서는 암이라 진단하면 조기치료가 중요하다고 그대로 치료를 해버립니다. 암이 아닌 사람도 암환자의 일원으로 만들어 치료하기 때문에 암환자의 수는 늘어날 뿐입니다.

일본인에게 암이 증가한 이유로 고령화나 식생활의 서구화가 자주 거론되고 있습니다. 그러나 실제로는 암이라 할 수 없는 암도 병으로 취급되어 환자수가 증가하는 측면도 있는 것입니다.

또 다른 하나의 해는 정밀검사 등의 결과를 기다리는 동안 환자가 공포에 질리게 되는 일입니다. "암일지 모른다"고 강한 공포를 느끼면 교감신경이 극도로 긴장하므로 림프구가 감소해버립니다. 이렇게 해서 암 아닌 것이 암이 되고, 자연히 소멸되었을지도 모르는 암이 진짜 암으로 성장해버립니다.

단적인 예가 유선증(乳腺症)입니다. 유선증 자체는 암이 아닌데 암과의 경계가 미묘한 시기가 있습니다. 이때 의사가 "전암(前癌)이니까 정기적으로 검사합시다"라고 말했다고 가정합시다. 환자는 암이 될지도 모른다고 전전긍긍하며 매일을 보내게 됩니다. 이러한 상태로 3~4회 검사를 거듭하고 있는 동안에 어김없이 암이 생깁니다. 말하자면 암에의 공포를 선동하여 의사가 암을 발생시키는 꼴이 되는 것입니다.

전암 상태의 유선증을 발견했을 때 의사로서 가장 적절한 조언은 "무리를 하지 말고 혈행을 좋게 하여 몸을 따뜻하게 하고 림프구를 증가시키세요"라는 말입니다.

항암제 · 방사선 치료는 최소한으로 받는 것이 좋다

현대의학에서의 암 치료는 크게 수술, 항암제, 방사선이라는 3가지로 되어 있습니다. 이들 치료법은 암을 물리적으로 적출하거나, 암보다 강한 힘으로 두들겨 없애버리려는 것입니다.

그러나 이들 치료법은 암의 본질을 무시한 방법이라고 말할 수 있습니다. 몸에 커다란 손상을 입히고 모처럼 자력(自力)으로 고치려는 자연치유력을 도리어 약화시켜버리기 때문입니다.

전부가 불필요하다는 말은 아닙니다. 수술요법은 필요한 경우도 있습니다. 암이 크게 성장하여 주위의 장기를 압박하고 있는 경우는 그것을 제거해주는 일도 중요합니다. 그러나 전이를 겁낸 나머지 불필요한 부분까지 크게 절제하거나 림프절을 깨끗하게 제거할 필요까지는 없는 것입니다.

가장 좋지 않은 것은 항암제에 의한 치료와 방사선요법입니다. 이런 치료법은 암조직뿐만 아니라 정상세포에까지 큰 손상을 끼칩니다. 그 결과 교감신경이 극도로 우위에 서게 되어 몸은 냉해지고, 림프구는 수가 적어지고 나을 암도 낫지 않게 됩니다.

OK-432와 항암제의 병용이 좋지 않다고 말했던 것도 항암제로 면역력을 떨어트리게 되면 OK-432가 아무리 버티어도 효과가 나지 않는 것은 당연한 일이기 때문입니다. 현재 시행되고 있는 온열요법도 방사선요법과 병용되는 경우가 있는데 이것도 무의미한 일입니다.

그러나 암 때문에 참기 어려울 정도의 아픔이 있는 경우에는 사정이 다소 달라집니다. 강렬한 통증은 교감신경을 강하게 자극하므로 통증을 멈추게 하기 위해서 항암제나 방사선 치료를 1~2회 하는 것은 의미가 있을 것입니다.

암의 통증 억제로 마약(모르핀)이 사용되는 수도 있으나, 마약은 림프구를 심하게 감소시키기 때문에 최후의 마지막까지 피해야 할 일입니다. 그동안에는 소염진통제나 방사선, 항암제 등을 병용하는 것이 나을 것입니다.

나는 암의 3대 요법을 전부 부정하지는 않습니다. 다만 항암제나 방사선으로 림프구가 감소하기까지 철저하게 암을 두들겨버린다는 방법이 이치를 벗어난다고 생각하는 것입니다. 자연치유력의 사고방식과 현대의학을 잘 결합시키면 암의 치료는 좋은 방향으로 갈 가능성이 충분히 있을 것입니다.

한 예로서 항암제를 통상시의 양보다 소량 사용하는 방법이 개발되고 있습니다. 항암제의 저용량요법(低用量療法)을 시행함으로써, 림프구의 수가 내려가기는커녕 오히려 상승한다는 것이 알려졌습니다. 한방약처럼 몸에 해를 끼치는 이물질이 소량 체내에 들어오면 그것을 중화시키려고 림프구가 증가하는 것이라고 생각됩니다.

이렇듯 림프구의 움직임을 고려한 시도가 이후로도 계속 나올는지 모르는 일입니다.

지나치게 일하는 40, 50대가 암에 걸리기 쉽다

암은 나이 많은 사람이 걸리는 병이라고 알려졌는데 요즘 들어 40대, 50대 사람들이 암에 걸리는 경우를 주변에서 많이 목격하고 있지 않습니까?

일본은 고령화사회가 되어 암이 증가했다고 하는 말은 변명에 불과합니다.

일본인의 수명은 지난 20년 정도 정체하고 있는데도 암에 걸리는 사람이 갈수록 급증하고 있으므로 장수하기 때문에 암이 증가한다는 논법은 아무리 생각해도 성립되지 않습니다.

암이 증가하는 하나의 이유는 앞서 말했듯이 조기발견, 조기치료의 계몽이 지나쳐 좋은 일을 기대하고 한 일이 반대의 결과가 되어버린 결과이나, 다른 한 가지, 즉 젊은 사람의 암이 증가한 것이 거론될 수 있을 것입니다.

암은 80세나 90세가 되면 의외로 사망률이 감소합니다. 젊은 세대가 오히려 사망률이 높아지고 있습니다.

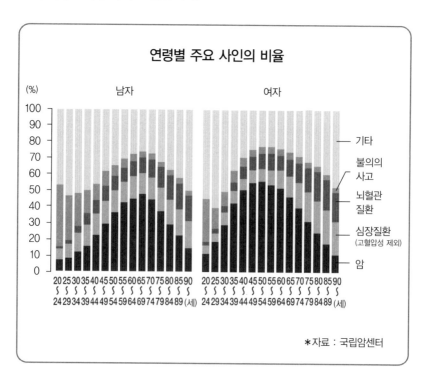

연령별 주요 사인의 비율

*자료 : 국립암센터

40~50대라는 연대는 인생에서 가장 바쁘고 스트레스가 쌓이기 쉬운 시기라고 할 수 있습니다. 일에서는 책임이 무거워지고 불경기도 가세하여 매일 늦게까지 일을 처리해야만 합니다. 수면을 충분히 취하고, 느긋하게 몸을 쉬게 하고, 기분을 전환시킬 취미생활 같은 것을 전혀 가질 수가 없습니다.

가정주부인 경우 자식의 수험, 부모의 병간호, 귀가가 늦는 남편과의 정신적 엇갈림 등 많은 스트레스를 안고 있습니다.

이러한 나날에서는 산더미 같은 스트레스에 깔리고, 몸은 교감신경 긴장상태가 계속됩니다. 당연지사로 림프구 수는 줄고 체온은 저하하는 암 발

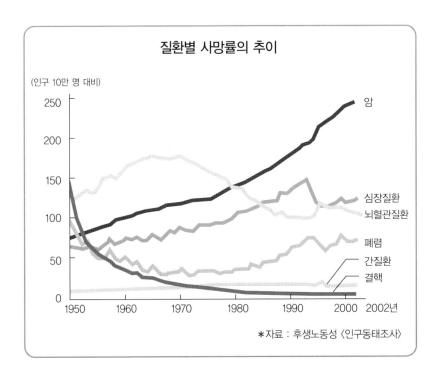

질환별 사망률의 추이

(인구 10만 명 대비)

암

심장질환
뇌혈관질환

폐렴

간질환
결핵

＊자료 : 후생노동성 〈인구동태조사〉

생의 호조건(好條件)을 만들어버리는 꼴이 된 셈이지요.

정상적인 세포가 왜 암으로 변하는가에 관해서는 유전자의 이상을 유발하는 발암물질로 자외선, 방사선, 음식, 대기오염물질 등 여러 가지가 거론됩니다. 분명 이러한 몸의 외부에서 들어온 물질도 유전자의 이상을 초래할지 모르겠습니다. 그러나 암의 진짜 원인은 우리 몸속에 존재합니다.

몸속에서 암이 생기기 쉬운 곳은 냉해지거나, 혈류가 두절되기 쉬운 장소입니다. 예를 들면 여성에게 압도적으로 많은 것이 유방암(乳房癌)인데 유방은 돌출되어 있기 때문에 혈액의 도달이 더디고 냉하기 쉽습니다.

그리고 위는 마음의 고민이 있으면 곧 통증이 나는 것으로 알 수 있듯이 스트레스가 있으면 곧장 혈액순환장애가 일어납니다. 일본에 위암이 많은 것도 원래는 정신적으로 섬세한 민족이기 때문이라고 말할 수 있습니다.

마음의 상태는 자세에도 나타납니다. 고민 등으로 마음이 침울해지면 그냥 고개를 숙이는 자세로 됩니다. 그러면 폐가 압박되기 때문에 폐 주변의 혈류가 나빠지고, 이것이 폐암을 촉진해버립니다. 즉, 암 발생에는 육체적·정신적 스트레스가 가장 강하게 영향을 줍니다.

암 발생의 메커니즘을 좀더 전문적으로 설명해보겠습니다. 암으로 되기 쉬운 세포는 피부, 신경, 소화관, 간장 등의 표면에 가까운 장소에 있는 상피세포(上皮細胞)와 그 상피세포에 섞여있는 선조직(腺組織)입니다.

이들 세포가 있는 장소는 항시 세포가 재생하고 있습니다. 세포분열에 의해서 세포의 DNA 복제가 빈번하게 이루어지기 때문에 복제의 실패도 일어나기 쉽고 노폐물도 다량으로 나옵니다. 그래서 DNA 복제에 실패한 세포나 노폐물을 처리하기 위해서 과립구가 몽땅 달려듭니다. 그리고 이러한 장소에는 상재균(常在菌)이 으레 정착되어 있기 때문에 과립구가 이들을 처리할 때 활성산소를 방출합니다.

활성산소란 다른 물질을 강력하게 산화시키는 힘을 지닌 물질입니다. 이 활성물질에 노출되면 유전자는 간단히 파괴되어버립니다. 증식에 관계되는 유전자가 손상을 받으면 암세포로 변모해갑니다.

이러한 암 발생의 기전(機轉)을 고찰해보면, 암은 과립구 과잉의 상태에서 발생하므로 가능한 한 림프구를 증식시켜 몸의 균형을 되돌려놓으면 암의 발생을 방지하는 일로 됩니다. 설령 암이 발생해도 림프구를 증가시키는 노력을 하고 있으면 자연스럽게 나을 가능성이 높아집니다.

암 예방을 위해서는 암을 겁내지 마라

암이 무서워 담배를 피우지 않는다, 생선의 탄 부분은 먹지 않는다, 술을 마시지 않는다 등등 이러한 생활을 하고 있어도 암 발생의 메커니즘에서 볼 때 별 의미가 없습니다. '무엇은 안 된다. 이것은 안 된다' 고 마음이 결박되어 있기보다는 좀더 여유를 가지고 대범하고 느긋하게 사는 것이 진정한 암 예방법입니다.

나는 암환자에게 다음과 같은 4가지 실천사항을 적극적으로 권장하고 있습니다.

첫째, 생활 패턴을 재점검한다.

둘째, 암에 대한 공포에서 벗어난다.

셋째, 면역을 억제하는 치료는 받지 않는다. 만약 받고 있는 경우에는 즉시 중단한다.

넷째, 적극적으로 부교감신경을 자극한다.

이 4가지 사항은 암환자뿐만 아니라 암 발생의 예방, 재발의 예방에도 통용됩니다. 중요한 것은 너무 버티거나 무리를 하는 생활을 개선하고 피곤하면 적당히 휴식을 취하고 여유를 가지고 생활하는 일입니다.

약간 무리를 해도 한두 번 정도는 교감신경과 부교감신경의 균형으로 되돌아가기 때문에 큰 영향은 없습니다. 그러나 무리를 해가면서 일을 해치우는 사람은 한두 번이 아니고 매사에 쫓기듯 항상 무리를 하고 있습니다. 몸의 균형이 되돌아오지 않는 채로 무리가 중첩되어 최종적으로는 암 같은 병이 발생합니다.

모두가 '내가 하지 않으면' 이란 생각에서 철야를 해서까지 일을 해치우는 것 같습니다.

그러나 내가 없어도 니가타대학은 꿈쩍도 안 하듯이 '자기가 죽어도 지구는 계속 움직인다' 라고 생각하고 마음의 여유를 가지고 적당히 휴식을 취하면서 나날을 보내는 것이 중요합니다.

그리고 암이란 생각만큼 무서운 것이 아니라는 것을 잘 이해해둡시다. 실험에서 쥐에게 암을 발생시키려면 암세포를 100만 개나 주사해야 합니다. 1,000개나 2,000개는 림프구에 의해서 간단히 처리되어 암은 발생하지 않습니다.

이러한 사실에서 알 수 있듯이 암세포란 결코 강한 세포가 아니고 자기 힘으로 깨끗하게 고칠 수 있는 것입니다. 헛되게 과잉 공포를 가질 필요는 없습니다.

지나치게 버티거나 심리적 스트레스가 강할 때에는 교감신경 우위가 되고 혈행이 나빠져서 몸이 차가워집니다. 그렇기 때문에 몸을 냉하게 해서는 안 되고, 반신욕 등으로 몸을 따뜻하게 해주어야 합니다. 아울러 야채, 버섯, 해초 등을 먹어 부교감신경을 되도록 높여주면 암 따위의 병은 막을 수 있는 것이지요.

에이즈를
발병시키지 않는다

열로 에이즈를 발병시키지 않는다

암처럼 에이즈 바이러스 HIV도 열을 내서 세력을 약화시킬 수 있습니다. 암의 온열요법에서 약간 언급했듯이 에이즈 역시 온열요법으로 발병시키지 않는 연구가 진행되고 있습니다.

에이즈는 HIV가 면역세포의 하나인 헬퍼T세포에 잠입하여 면역력이 극도로 떨어지게 되는 병입니다. HIV는 사람에게 감염하면 먼저 헬퍼T세포에 잠입해서 원래의 유전자에 자기의 유전자를 편입시켜 버립니다. 그로 인해 헬퍼T세포는 본래의 유전자가 갖는 작용을 하지 못하게 됩니다.

HIV는 헬퍼T세포 내에서 증식하고, 이어서 세포의 밖으로 나와서는 다른 헬퍼T세포까지 점령해버립니다. 헬퍼T세포는 외적의 침입을 공격세포에게 알리는 사령탑의 역할을 하는데, HIV에 침범당한 헬퍼T세포가 증식하면 사령탑이 없는 군대처럼 되어버려 전부가 따로따로 움직이므로 면역작용이 제대로 이루어지지 않습니다.

그 결과 보통 때면 인체에 어떤 해도 끼치지 않는 세균이나 바이러스에도 몸이 지게 되고 최종적으로는 죽음에 이르는 것입니다.

그러면 왜 체온을 높임으로써 HIV를 공격할 수가 있는 것일까요? HIV에 점령된 세포는 이젠 자기의 세포가 아니기 때문에 암세포처럼 림프구가 공격해주어야 하는데 유감스럽게도 그것이 불가능합니다.

외적이라고 판단하여 공격하려면 "자기 세포가 아니다, 외적이다"라는 표식이 필요합니다. 그 표식이 세포의 표면에 있는 단백질인데, 여하튼 유전자를 점령당했을 뿐이므로 겉으로는 원래의 헬퍼T세포와 변함이 없어서 적이란 것을 알 수가 없습니다.

그러나 39℃ 정도의 체온으로 만들면 헬퍼T세포가 "HIV에 침범당했다"라는 표시를 내게 됩니다. 체온이 높아지면 HIV의 활동도 활발해져서 세포 내에서 자기 유전자의 합성을 왕성하게 시도하게 됩니다. 그것을 위한 에너지가 말하자면 땀처럼 되어서 표면에 나온다고 생각하면 될 것입니다.

외적의 표시만 있으면 면역은 이를 공격할 수 있습니다. 에이즈의 온열요법은 이러한 이치로 성립되어 있는 것입니다.

HIV는 100년 후에 무해하게 된다

지금 HIV라면 매우 무서운 바이러스로 생각되지만 실제로는 그렇게 강력한 것이 아닙니다. 최근에는 사스(SARS), 에볼라 출혈열, 조류독감 등 치사율이 높은 바이러스성의 무서운 병들이 화제가 되고 있으나, 이것들도 HIV와 마찬가지로 사람을 계속 죽이는 살인귀(殺人鬼) 같은 바이러스는 아닙니다.

왜냐하면 사람에게 감염되는 바이러스는 감염대상인 사람이 없어져 버

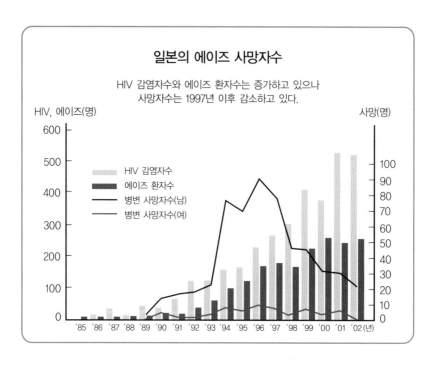

일본의 에이즈 사망자수

HIV 감염자수와 에이즈 환자수는 증가하고 있으나
사망자수는 1997년 이후 감소하고 있다.

HIV, 에이즈(명)

사망(명)

- HIV 감염자수
- 에이즈 환자수
- 병변 사망자수(남)
- 병변 사망자수(여)

'85 '86 '87 '88 '89 '90 '91 '92 '93 '94 '95 '96 '97 '98 '99 '00 '01 '02 (년)

리면 오히려 곤란하기 때문입니다. 서로가 플러스가 되도록 어느 정도 인간과 공존해가지 않으면 자기의 유전자를 남길 수가 없습니다. 인간이 있어주기 때문에 이들 바이러스도 생존할 수 있는 것입니다.

바이러스에서 가장 무서운 것은 새로운 바이러스하고 인간이 처음 만났을 때입니다. 새로운 바이러스에 대해서 인간이 아직 싸울 체제가 되어 있지 않기 때문에 감염하면 죽음에 이르는 예가 많이 나옵니다. 이러한 경우 사망하는 것은 대체로 나이 많은 노인이나 병자들, 저체온으로 면역력이 저하되어 있는 사람들입니다.

그러나 무섭다 해서 순식간에 전 세계에 전염되는 일은 없다고 생각됩니다. 무서운 바이러스도 인간사회에 점차 적응하여 마침내는 해롭지 않게 됩니다. HIV, 사스 바이러스 등에 감염되어도 가벼운 염증 정도로 끝나게 될 것입니다.

100년 후에는 에이즈도 무해하게 될 것으로 생각됩니다. 실제로 문제가 되기 시작한 20년 전보다 HIV에 감염한 사람은 증가해도 그로 인해서 죽는 사람은 적어지고 있습니다.

하지만 장래에는 무해하게 된다 해도 지금 현재는 아직 무서운 병인 것은 확실합니다. 지금은 설령 감염하더라도 체력이 소모되지 않도록 몸을 따뜻하게 유지하고 면역력을 높이는 노력이 중요할 것입니다.

병 은 스 스 로 고 칠 수 있 다

면역요법의
의사를 찾아라

면역요법은 효과가 있는가

면역력을 높여서 암 등의 병을 고치려는 사고방식은 오래 전부터 존재해 왔으나 효과적인 방법은 좀처럼 발견되어 있지 않습니다.

한때 '림프구 주입요법'이 기대를 모았던 적이 있습니다. 환자의 림프구를 꺼내 배양(培養)해서 그 힘을 강화하거나 수를 증가시켜 원래의 몸으로 돌려보내 면역력을 높이려는 방법입니다.

그런데 유감스럽게도 거의 효과가 없습니다. 이유는 간단합니다. 현재의 방법은 림프구를 2주 정도 체외에서 배양하는데 림프구의 수명은 기껏해야 1개월 정도이므로 체내에 돌려보냈을 때는 힘을 별로 쓰지 못합니다. 이렇게 힘이 없는 림프구를 아무리 많이 체내에 넣어도 효과가 없음은 어떤 의미에서는 당연하다고 할 수 있습니다.

면역세포에 작용하는 사이토카인(cytokine)이라는 물질을 강화하는 등의 시도도 여러 가지 방법에 의해서 행해지고 있으나, 이것 역시 이렇다 할 성과가 나지 않고 있습니다.

사이토카인은 매우 미묘한 양으로 면역세포의 증식이나 분화 등을 조절하고 있는데, 이것을 다량 체내에 넣으면 오히려 환자들은 모두 상태가 나빠집니다.

DNA의 해석(解析)이 끝나고 그 결과를 이용하여 DNA 산물을 이용하여 면역력을 높이려 각 회사가 맹렬한 연구를 하고 있으나, 현재 쓸모 있는 것은 하나도 나오고 있지 않습니다.

현대의학에서 연구되고 있는 면역요법이 왜 잘 되지 않는가를 생각해보면 답은 그리 어렵지 않습니다. 면역세포나 사이토카인은 우리 몸속에서 실로 미묘한 양으로 조정되어 있습니다. 그런데 체외에서 만든 것을 억지로 체내에 넣으면 결국은 자연이 갖는 체내의 질서를 파괴시켜버린다고 생각됩니다.

잔꾀로 병을 고치려는 것은 인간의 불손한 생각에 불과합니다. 임시변통의 대처가 아니고 병의 근본을 치유해가야 합니다. 그렇지 않으면 진정한 치유를 얻을 수 없습니다.

의사나 병원을 어떻게 찾아야 하는가

현재 암이나 아토피성 피부염을 어떻게 해서든지 치유하고 싶다고 절실하게 생각하고 있는 사람이 상당히 많습니다. 최근에는 자율신경을 조절한다는 등 면역요법의 생각을 표방한 병원이나 의사가 증가하고 있지만, 그 중에는 실제로는 서양의학에 듬뿍 빠져있는 의사가 적지 않습니다.

병원이나 의사를 찾을 때는 동양의학의 사고방식을 정확히 이해하고 있는지가 관건이 됩니다. 동양의학은 몸의 균형이 깨져서 병이 낫다고 보기 때문에 그것을 시정하려는 생각에 기초를 두고 있습니다. 즉, 자연치유력을 가장 중시한 의학인 것입니다. 동양의학을 공부했는가 여부는 별도로 하되, 좌우간 우리의 자연치유력을 정확히 인정한 의사가 아니면 진정한 치료를 할 수 없다고 생각합니다.

서양의학에 듬뿍 젖은 의사는 암이 진단되면 자연치유력을 약화시키는 항암제나 방사선 치료를 강력히 권합니다. 그때 "이것을 하지 않으면 여명 3개월"이라든지, 혹은 "이것을 하지 않으면 재발한다. 또는 전이한다"라는 말을 자주 합니다.

그런데 이런 말이 얼마나 환자의 마음을 괴롭게 하는지 모릅니다. 공포에 질려 겁을 먹으면 자연치유력 따위를 높일 방도가 없습니다.

이처럼 협박 같은 말을 하는 것은 그렇게 말해두어야 환자가 견딜 수 없을 만큼 가혹한 치료를 받을 수 있기 때문입니다.

항암제의 경우 체력이 극단적으로 소모되고 움직일 수도 없으며 머리가 빠집니다. 그러한 치료를 환자가 계속 받게 하기 위해서는 다소의 위협이 필요할 것입니다. 그것은 암을 근본적으로 치료하지 못하는 의사의 자신 없음으로 해석할 수 있습니다.

그러나 환자측에서 보면 정신적으로 겁먹고 몸에 강력한 스트레스를 받아 더블펀치를 맞는 것과 같습니다. 그 결과 암은 낫지 않고 재발하게 될 수도 있습니다.

이러한 의사에게서 암이 완치되리라고는 도저히 생각되지 않습니다. 동양의학적 사고방식이라 해도 의사가 하는 방식은 조금씩 다릅니다. 그러나 자연치유력을 높이는 점에서 심신을 닦달하는 치료는 하지 않는다는 기본적인 생각이 제대로 되어 있으면 어떠한 방법도 상관이 없습니다.

조금 이야기 해보면 신뢰할 수 있는 의사인가 여부를 알 수 있습니다. 그러한 의사를 찾아서 자신의 몸을 닦달하는 치료법에서 꼭 벗어나기를 바랍니다.

4장

혈류血流 부족이
만성질환을 만든다

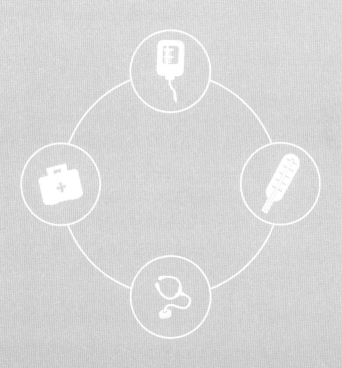

약 의 과 용

노화 탓으로
돌리지 마라

요통은 약을 쓰기 때문에 낫지 않는다

요통이나 무릎통증은 젊은 사람에게도 나타나기는 하지만, 만성적으로 아픈 것은 아무래도 노년층에 압도적으로 많습니다. 한 조사에 의하면, 요통을 앓고 있는 사람 가운데 65세 이상은 20%를 차지한다고 합니다. 이는 노년층 5명 중에 1명은 요통을 앓고 있다는 말이 됩니다.

그러나 현재 노년층의 만성적인 요통이나 무릎통증에 대해서는 이렇다 할 치료법이 없는 상태입니다. 허리보호용 코르셋이나 서포터 같은 무릎보호대를 대서 허리나 무릎의 부담을 완화하도록 조언하고 소염진통제를 처방하는 것이 전부입니다.

소염진통제를 쓰면 통증이 경감되므로 그런 대로 지내지만 얼마 후에는 다시 아파지게 되듯이 좀처럼 깨끗하게 낫지는 않습니다.

많은 사람들이 나이가 들어 연골이 닳아졌으니 어찌할 도리가 없다고 체념하고 있을지도 모릅니다. 그러나 요통이 낫지 않는 커다란 원인은 노화(老化)에 있는 것이 아니고 실은 소염진통제의 과용(過用)에 있습니다.

체온면역력의 입장에서 말하면, 소염진통제의 장기간 사용은 요통을 악

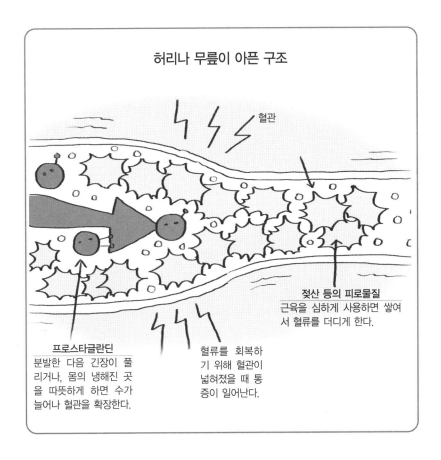

허리나 무릎이 아픈 구조

혈관

젖산 등의 피로물질
근육을 심하게 사용하면 쌓여
서 혈류를 더디게 한다.

프로스타글란딘
분발한 다음 긴장이 풀
리거나, 몸의 냉해진 곳
을 따뜻하게 하면 수가
늘어나 혈관을 확장한다.

혈류를 회복하
기 위해 혈관이
넓혀졌을 때 통
증이 일어난다.

화시키게 됩니다. 요통이나 무릎통증의 시작은 약간 심하게 일한 다음 휴
식을 취할 때 나타납니다.

근육을 심하게 사용하면 젖산 등의 피로물질이 쌓입니다. 그러면 피로물
질이 방해하여 혈류가 나빠지므로 혈류를 개선키 위해서 프로스타글란딘
(prostaglandin)이라는 혈관을 확장시키는 물질이 증가합니다. 이 물질은
열이 나거나 통증을 일으키는 물질이기 때문에 빨갛게 부어오르거나 통증

이 일어납니다.

이처럼 통증이나 부기는 혈류를 개선하여 피로한 근육을 원상으로 되돌리려는 자연치유력이 작동하고 있는 증거라고 볼 수 있습니다.

우리에게는 관절의 이상도 수복하는 힘이 있습니다. 그것을 위해서 혈류를 증가시켜 수복에 필요한 성분을 많이 환부에 보내려 합니다. 그 결과로서 통증이 일어나는 것입니다.

소염진통제는 위를 상하게 한다

통증을 정지시키는 소염진통제는 프로스타글란딘의 생산을 저해해서 혈관을 닫아버리는 약입니다. 그렇게 되면 혈류가 개선될 리가 없고, 언제까지나 수복이 되지 않아 통증도 계속되어 버립니다.

소염진통제는 일시적으로 사용하는 정도면 크게 문제가 되지는 않으나, 장기간 계속 사용하는 일은 좋지 않습니다. 치유가 늦어질 뿐만 아니라 부작용으로 위가 헐어버립니다. 이는 위장약을 먹으면 되는 것이 아닙니다. 소염진통제가 혈류를 멈추게 하고 교감신경 우위가 되면 과립구가 증가해버리기 때문에 전신의 여기저기에서 조직이 파괴되고 염증이 일어날 가능성이 있습니다.

소염진통제는 요통이나 무릎통증뿐만 아니고 두통, 복통 등 여러 가지 경우에 흔히 사용됩니다. 어떠한 경우에도 오래 사용하는 일은 금물입니다. 병 초기의 통증이 심할 때에만 사용하십시오.

그렇다면 만성적인 요통이나 무릎통증에 어떻게 대처하면 될까요? 치료법은 간단합니다. 아픈 장소는 수복을 위한 혈액을 필요로 하고 있으므로 목욕 등으로 몸을 따뜻하게 하고, 혈류를 좋게 하여 자연의 수복작업을 도와주면 되는 것입니다.

목욕과 함께 아프지 않을 정도로 체조 등의 가벼운 운동을 하여 근육을 강화해 둘 필요도 있습니다. 근육이 강해지면 그것이 허리나 무릎의 관절을 보조해주기 때문에 통증이 완화됩니다. 체조는 혈액순환도 좋게 해주므로 일석이조(一石二鳥)라 할 수 있습니다.

그리고 허리보호용 코르셋은 몸을 조이게 되므로 혈액순환을 저해합니다. 가급적 사용하지 않는 것이 좋습니다. 코르셋만큼 몸을 많이 조이지는 않지만 서포터 또한 사용을 자제하시기 바랍니다.

잠자는 모습이 나쁘면 오십견이 되기 쉽다

40~50대 이후에 흔히 나타나는 오십견(五十肩)은 원인불명의 병이라 일컬어집니다. 원인을 모르기 때문에 치료법도 없고, 통증이 심할 때는 소염진통제로 대처해서 자연스럽게 낫기를 기다리는 것이 일반적입니다.

그러나 오십견의 진짜 원인을 나와 동료가 찾아냈습니다. 진짜 원인은 항상 한쪽만을 밑으로 하여 자기 때문에 어깨의 관절이나 팔이 압박을 받아 생기는 것입니다. 압박으로 인해서 혈액의 흐름이 나빠지고 관절의 조직에 이상을 일으켜 팔이 위로 충분히 올라가지 않는 것입니다.

대개의 경우 오십견이 한쪽에서만 일어나는 것도 그 때문입니다. 드물게는 우측을 밑으로 하기와 좌측을 밑으로 하기를 되풀이하면서 자는 사람이 있습니다. 이러한 경우에는 양어깨가 오십견으로 됩니다.

원인만 알면 대처하는 법은 있습니다. 되도록 위를 향한 상태로 자도록 마음을 쓰면 됩니다. 옆을 보고 자는 버릇이 들어서 꽤 어렵겠지만, 되도록 위를 쳐다보고 자는 습관을 들여야 합니다.

오십견은 가만히 두어도 시간이 흐르면 언젠가는 낫는데 그 이유는 관절의 장애를 스스로 치유하고 있기 때문입니다. 스스로 장애를 수복하기 위해서는 충분한 혈류가 필요하므로 목욕을 해서 혈행을 좋게 해주면 치료도 그만큼 빨라집니다.

갱년기장애는 혈액순환장애

여성은 폐경기 전후부터 냉증, 얼굴 뜨거워짐, 현기증, 이명(耳鳴) 등 각종 갱년기장애의 증상으로 고통을 받는 경우가 많습니다.

갱년기장애의 배후에 있는 것은 혈액순환장애입니다. 원인은 여성호르몬의 하나인 에스트로겐의 급격한 감소라고들 말합니다. 에스트로겐은 임신, 출산과 같은 여성으로서의 능력을 통제할 뿐만 아니라 몸 전체의 조정에 관여하고 있습니다. 이 호르몬이 감소됨으로써 몸은 교감신경 우위가 되고, 혈액순환이 원활하게 되지 않게 됩니다.

갱년기는 누구에게나 닥쳐오지만, 그 장애를 거의 자각하지 않을 정도로 증상이 가벼운 사람이 있는가 하면, 자리에 누울 정도로 증상이 무거운 사람도 있습니다. 이러한 차이가 어디에서 오는가 하면 스트레스의 다과(多寡) 바로 그것입니다.

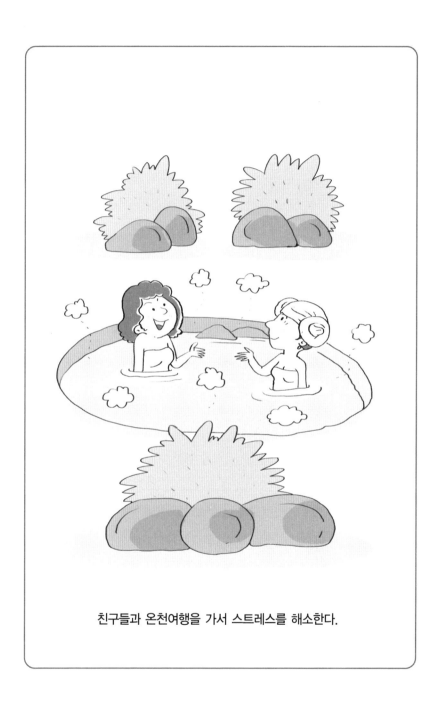

친구들과 온천여행을 가서 스트레스를 해소한다.

최근에는 갱년기장애가 여성호르몬의 문제라기보다는 갱년기로 접어든 시기에 받는 많은 스트레스가 가장 큰 원인이 되는 것으로 알려지고 있습니다. 분명 증상이 무거운 사람일수록 각종의 스트레스를 부둥켜안고 있습니다.

이 시기에는 자식들이 부모 곁을 떠나고, 남편은 일이 바빠서 집에 잘 있지 않고, 노화되어가는 두려움도 느끼게 됩니다. 나아가 부모의 간병 문제도 있습니다. 요즘에는 직업을 가진 여성이 많기 때문에 직업에서 오는 스트레스가 더하여 정신적으로 불안정하게 되기 쉽습니다.

호르몬이든, 스트레스이든 교감신경이 우위가 되어 혈액순환장애가 일어나므로 몸을 따뜻하게 하여 냉기로부터 지키는 것이 대책의 첫째가 됩니다. 냉기 대책과 함께 스트레스의 경감에 힘쓰는 일이 증상을 개선하고 쾌적하게 지내기 위한 최선의 방법입니다.

갱년기에 나타난 각 증상에 대한 약도 있으나, 대부분이 교감신경을 자극하는 것이므로 장기간 사용하는 것은 금물입니다.

여성호르몬 약을 체내에 넣는다는 여성호르몬 보충요법도 결코 좋은 방법은 아닙니다. 여성호르몬 보충요법을 행하면 갱년기장애의 치료도 되고, 심장병이나 골다공증을 예방할 수 있고, 나아가 피부가 젊게 보존된다는 등의 이점(利點)이 선전되고 있습니다.

그러나 그것이 정말일까요. 앞의 3장에서 아토피성 피부염을 다룰 때 스테로이드제의 문제를 설명한 바 있습니다. 여성호르몬도 스테로이드제처럼 콜레스테롤제와 유사한 물질이기 때문에 외부에서 보충을 해주면 산화한 콜레스테롤이 점점 체내에 축척되어버립니다. 그렇게 되면 장기적으로는 암을 발생시키거나 노화를 촉진하므로 결코 권장할 수 없습니다.

아무래도 호르몬이라는 자연물을 외부에서 강제로 투여하면, 몸의 어느 부분인가에 언젠가는 파탄을 가져옴은 틀림없습니다.

류머티즘의 진짜 원인

수족(手足)의 관절이 부어올라 강한 통증으로 고통을 받는 류머티즘(정확히는 만성 관절 류머티즘)은 교원병(膠原病)의 대표적인 병입니다.

교원병은 자기의 조직에 대해서 과잉하게 항원항체반응이 일어나서 치료가 어려운 병으로 치부됩니다. 원인불명이라고 말하지만 대부분의 경우 스트레스나 상처, 감염증에 걸린 다음에 발병하는 것을 볼 때, 나는 다음과 같이 생각합니다.

스트레스나 감염증이 있으면 그 부분에 염증이 나고, 증가한 과립구에 의해서 조직이 파괴됩니다. 거기서 다음에는 면역계(免疫系)가 손상을 입은 부분을 수복하도록 작동하기 때문에 열이 납니다.

이때 흉선이나 골수 외에서 만들어지고 체내에 일어난 이상을 감시하는 역할을 지닌 자기응답성(自己應答性)의 림프구가 증가합니다. 이 자기응답성 림프구가 과잉반응하여 자기의 조직을 공격하는 것이 아닌가 하고 생각됩니다.

공격한다 해도 파괴되어서 정상이 아닌 것을 배제하려는 반응이므로 결코 나쁜 일이라고는 말할 수 없습니다. 열과 통증, 나른함 등 매우 불쾌한

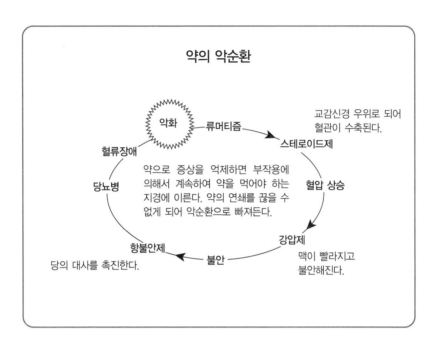

약의 악순환

악화 ─류머티즘─→ 교감신경 우위로 되어 혈관이 수축된다.

스테로이드제

혈류장애

당뇨병

약으로 증상을 억제하면 부작용에 의해서 계속하여 약을 먹어야 하는 지경에 이른다. 약의 연쇄를 끊을 수 없게 되어 악순환으로 빠져든다.

혈압 상승

항불안제 ←─불안─ 강압제

당의 대사를 촉진한다.

맥이 빨라지고 불안해진다.

증상이 나타납니다만, 이는 병세가 악화되고 있는 것이 아니고 치유로 향하고 있음을 의미합니다.

그런데 현대의학에서는 어떠한 치료를 하는가 하면, 면역과잉에서 일어난 것이라 보고 강력한 스테로이드제를 사용합니다. 스테로이드로 면역의 힘을 꼼짝 못하게 한 다음 증상을 완화하려는 것입니다.

모처럼 면역의 힘으로 고치려 하는데 그 힘을 억제해버리니까 나을 리가 없지요. 그래도 증상은 안정되므로 더욱 스테로이드제에 의존하게 되는 것입니다.

그렇게 되면 교감신경의 긴장으로 인해 필히 혈압이 높아집니다. 고혈압으로 맥이 빨라지므로 불안해지고, 이번에는 항불안제(抗不安劑)를 처방받으나, 이 약은 당의 대사를 촉진하기 때문에 당뇨병을 일으킬 계기를 만들어버립니다.

처음에는 손가락에만 있었던 관절의 이상이 점차 전신에 일어나게 됩니다. 그만큼 통증이 심하게 되므로 소염진통제를 사용하게 되어 혈액 흐름은 더욱 악화합니다.

류머티즘을 위시한 교원병이 난치병이라 일컬어지고 전신에 이상한 증상이 나타나는 것은, 실은 이러한 경위가 있기 때문입니다. 병으로 전신이 손상되는 것이 아니고 그때그때의 증상만에 대처하는 결과로 많은 병을 부른 것입니다.

교원병을 근본적으로 고치기 위해서는 적어도 스테로이드의 사용은 증상이 강하게 나타나는 급성기(急性期)의 단기간에만 사용하고, 다음은 염증을 일으킬 만큼 일으켜 버리면 되는 것입니다.

스테로이드제를 사용하고 있으면 극도로 저체온이 되므로 목욕 등으로 체온을 높이고, 면역력을 높임으로써 조기의 치료를 촉진합니다. 이와 더불어 병의 근원이 되는 스트레스를 벗어나는 일이 가장 중요합니다. 발병의 유인(誘因)인 감염증도 스트레스에 의해서 면역력이 저하한 상태에서 일어난 것으로 생각됩니다.

병이 주는 고통 때문에 울적한 나날을 보내는 것을 이해할 수 있으나, 자기가 지니고 있는 면역의 힘을 믿고 전향적(前向的)인 기분을 갖는 것이 무엇보다도 중요합니다.

잘못된 노력을
계속해서는 안 된다

혈압은 마음의 바로미터

"그렇게 화를 내면 혈압이 올라간다"라는 말을 자주 듣습니다. 이 말대로 화를 냈을 때 혈압을 재면 반드시 평소 때보다 혈압이 상승해 있습니다.

화를 냈을 때뿐만 아니라 안전부절못하거나 고민을 할 때도 혈압은 올라갑니다. 왜냐하면 스트레스가 교감신경을 긴장시키므로 심장의 박동이 빨라지고 전신에 다량의 혈액을 보내므로 필연적으로 혈압이 높아집니다.

이것을 나는 몸소 경험한 적이 있습니다. 내 연구실에 큰불이 났을 때 림프구의 비율이 줄어들었다고 앞에서 말하였는데, 이때부터 혈압이 높아지더니 상이 170~180, 하가 110~120이라는 극도로 혈압이 높은 상태가 반년간이나 계속되었습니다. 당시에 혈압검사를 했더라면 고혈압으로 진단되었을 것입니다. 그 후 가까스로 화재의 처리가 끝나고 기분이 차분해지니까 혈압이 평소의 정상수치로 돌아왔습니다.

혈압은 심신의 상태에 매우 민감하게 반응합니다. 그러므로 과잉작업을 멈추고, 너무 끙끙거리면서 고민하지 말고, 체온을 높여 교감신경 우위의 상태에서 벗어나도록 하면 혈압은 저절로 내려갑니다. 흔히 혈압을 낮추기 위해 염분을 삼가라고 말하나, 그것보다는 심신의 긴장을 푸는 것이 훨씬 효과적입니다.

그럼에도 불구하고 고혈압 약을 먹고 있는 사람이 얼마나 많은지 정말 놀랐습니다. 혈압을 낮추는 약, 즉 강압제(降壓劑)는 대부분 전신의 혈액을 감소시켜 혈압을 낮추어버립니다. 그러면 혈액순환장애에 의한 각종 문제가 일어납니다.

예를 들어 특히 손을 사용하는 일이 많은 보통의 가정주부인데, 접시를 씻을 때와 같이 조금만 손목을 사용해도 건초염으로 되는 사람이 있습니다. 그러한 사람에게 물어보면 어김없이 강압제를 사용하고 있습니다. 약의 영향으로 혈액순환장애가 생김으로써 건초염을 초래한 것입니다. 또한 혈액순환장애로 저체온이 되어있으면 건초염뿐만 아니라 어떠한 병에도 걸릴 가능성이 있습니다.

고혈압은 그 삶의 생활양식에 기인하여 일어나는 생활습관병이기 때문에 식사나 운동에는 주의를 기울이지만, 대개의 경우 스트레스는 크게 관심을 두지 않습니다. 그리고 식사와 운동으로 혈압이 내려가지 않으면 곧장 약물치료를 시작합니다.

그러나 교감신경을 긴장시켜 혈압을 높이는 가장 큰 원인은 스트레스이므로 과도하게 일하는 사람은 몸을 쉬게 하고 심신을 느긋하게 해서 지내는 일이 가장 중요한 치료법이라고 말할 수 있습니다.

견디고 버티는 사람이 당뇨병을 얻는다

고혈압도 그러하지만 당뇨병에 걸리는 사람 중에는 무엇을 하더라도 전력투구를 하면서 견디고 버티는 사람이 많습니다. 이런 사람들은 체력에도 자신이 있고, 일은 철야를 해서라도 열심히 해치우고, 폭음(暴飮)·폭식(暴食)도 하는 공격적인 삶을 사는 경향이 있습니다.

이러한 생활을 할 때 몸속에서는 무슨 일이 일어나는가 하면 말할 필요도 없이 교감신경이 극도로 긴장하고 있습니다. 이 교감신경 긴장의 명령을 내리는 것이 아드레날린, 노르아드레날린 등의 신경전달물질입니다. 이런 신경전달물질이 방출되면 교감신경이 긴장하는 구조로 되는 것이지요.

교감신경이 긴장하면 근육에 많은 에너지를 보내야 하기 때문에 그 에너지원인 당(포도당)이 혈액 중에 증가합니다. 즉, 혈당치가 높아진 것입니다. 아드레날린이나 노르아드레날린은 혈당치를 높이는 작용이 대단히 강해서, 쥐에게 아드레날린을 대량으로 투여하면 100 정도의 혈당치가 순식간에 500까지 올라가 버립니다.

스트레스가 계속되어 만성적으로 교감신경이 긴장하면 혈당치는 상승된 상태인데, 거기에 덧붙여 부교감신경의 작용이 억제되기 때문에 혈당치를 내리는 호르몬인 인슐린의 분비가 저하하게 됩니다. 이러한 이유로 혈당치는 더욱 하강하기 어렵고 당뇨병으로 되는 것입니다.

혈당치를 낮추는 약을 쓴다는 것은 역시 좋지 않습니다. 그러한 약은 인슐린을 분비하는 췌장의 베타세포를 자극하여 분비를 촉진시킵니다. 그러나 베타세포의 작용을 강제적으로 높이는 것이므로, 이것 또한 머지않아

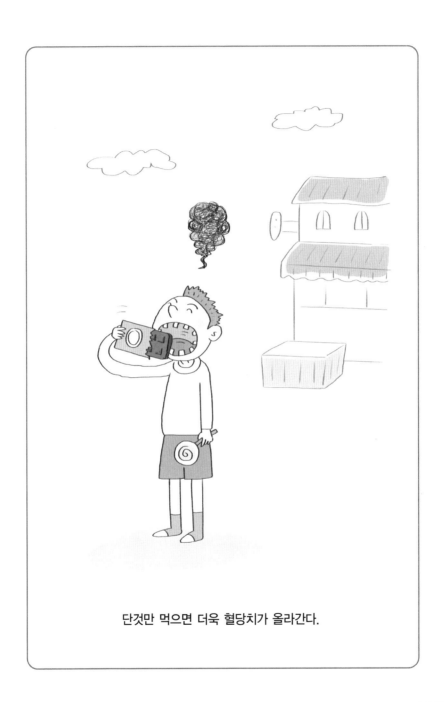

단것만 먹으면 더욱 혈당치가 올라간다.

피폐해버립니다. 그렇기 때문에 약을 끊으면 베타세포도 편히 쉬고, 인슐린의 분비도 마침내 좋아집니다.

당뇨병은 사람도, 베타세포도 억지로 일을 해치우는 병이라고 할 수 있습니다. 당뇨병은 과식을 해서 걸리는 것이라고 말하지만, 일본인은 대체로 미국인만큼 많이 먹지는 않습니다. 의료관계자는 식사제한에만 구애되지 말고, 스트레스의 영향에 관해서 좀더 언급을 해야 할 것입니다.

우유를 마시면 골다공증이 된다

"일본인은 만성적으로 칼슘 부족이다"라는 말을 한 번쯤은 들은 적이 있을 것입니다. 일반적으로 칼슘이 부족하면 골다공증(骨多孔症)이 되어서 골절하기 쉽고, 심한 경우에는 병상에 누워 지내게 된다고 알려져 있으며, 그렇기 때문에 더욱 우유를 마실 것과 보충식품으로 칼슘을 보충할 것이 권장되고 있습니다.

그러나 이것이 사실일까요. 칼슘의 필요섭취량은 1일 평균 600mg라고 되어 있는데, 일본인의 평균섭취량은 좀처럼 이에 도달하지 못하는 것이 사실입니다. 우유 외에 치즈 등의 유제품을 잘 먹는 구미인(歐美人)은 일본인의 두세 배나 칼슘을 섭취하고 있기 때문에, 상대적으로 일본인의 섭취량은 매우 적은 것처럼 생각됩니다.

그렇다면 칼슘을 많이 섭취하고 있는 구미인은 골다공증이 적을까요? 그렇지 않습니다. 의외로 일본인보다도 많습니다. 칼슘을 많이 섭취하는 구미인에게 골다공증이 많고, 칼슘 섭취가 적은 일본인에게 골다공증이 적다는 사실을 어떻게 보아야 할까요.

영양섭취량이나 혈압, 혈당 등의 검사치에 있어서 미국의 기준을 그대로 사용하는 것을 이상하다고 생각합니다. 구미인은 원래 유제품을 많이 섭취하는 민족입니다. 그것을 그대로 일본인에게 적용하는 것은 전혀 의미가 없는 것이 아닐까요. 일본인은 칼슘의 섭취량이 구미인보다 적어도 그들보다 골다공증이 많이 발병하지 않는다는 사실이 그것을 증명하고 있습니다.

골다공증은 뼈가 약해 골절하기 쉬운 상태이기는 하나, 뼈를 튼튼하게 하려면 칼슘만을 많이 섭취해야 하는 것은 아닙니다. 칼슘은 뼈의 재료이지만 그 재료를 뼈에 제대로 합성시키기 위해서는 비타민 D나 운동에 의한 뼈에의 부하(負荷)를 빼놓을 수 없습니다.

비타민 D는 햇볕을 쪼이면 체내에서 생성되므로 보통의 생활을 하고 있는 한 그렇게 부족한 것은 아닙니다.

운동이 필요한 이유는 뼈에 부하가 걸려야만 마침내 뼈에 칼슘이 합성되기 때문입니다. 우주비행사가 지구에 돌아오면 반드시 뼈가 약해져 있다는 것은 널리 알려진 사실입니다. 이는 오랫동안 무중력 상태에 있었기 때문에 뼈에 부하가 걸리지 않은 결과입니다. 여기서도 중력을 거스르는 에너지가 우리 인간이 사는 힘에 관여하고 있다는 것을 알 수 있습니다.

구미인은 평소에 유제품을 많이 먹어 칼슘을 대량으로 섭취하고 있으나, 잊어서는 안 될 일은 우유나 유제품은 지방이라는 점입니다. 커다란 에너지를 갖는 유제품을 많이 먹으면 당연히 살이 찝니다.

비만이 되면 마음이 내키지 않고 귀찮아서 운동을 잘 하지 않게 되고, 조금 굴러서 손을 짚으면 무거운 체중의 부하가 묵직하게 걸리므로 골절도 쉽게 일어납니다. 구미인에게 골다공증이 많은 것은 이러한 일들이 관여되어 있는 것입니다.

골다공증은 무서운 병이라고 잘못 알고 있는 사람이 많습니다. 뼈가 다소 약하게 되어도 보통의 생활을 할 수 있으면 그리 큰 문제는 아닙니다. 설령 골절을 해도 우리 인간은 뼈를 원상 복구하는 힘을 갖추고 있습니다.

우유를 마시면 배탈이 난다는 유당불내증(乳糖不耐症)인 사람이 10명에 1명쯤 있습니다. 칼슘 부족을 지나치게 염려한 나머지 좋아하지도 않는 우유를 꿀꺽꿀꺽 마셔서 배탈이 나고, 더군다나 칼로리 과잉으로 비만이 되는 것은 그야말로 웃기는 이야기입니다. 무익한 염려를 하고 있으면 교감신경을 자극하여 걸리지 않아도 될 병까지 초래하게 됩니다.

칼슘은 두부, 잔 물고기, 어패류 등 일본의 전통적인 식품재료에 충분히 포함되어 있습니다. 뜻밖의 장소에서는 물에도 칼슘이 포함되어 있습니다. 칼슘원은 많이 있으므로 적어도 성년 이후에는 무리해서 우유를 많이 마실 필요는 없습니다. 우유는 기호식품(嗜好食品)으로 생각하여 맛있게 마실 수 있는 범위 내에서 마시는 것이 골다공증 대책에는 중요합니다.

마음의 호소에
귀를 기울여라

무좀은 현미로 예방할 수 있다

무좀은 백선균(白癬菌)이라는 곰팡이의 일종에 감염되어 일어나는 병입니다. 곰팡이는 적당한 습도가 있는 환경을 좋아한다는 것을 누구나 알고 있을 것입니다. 무좀이 발가락 사이에 창궐하는 이유는 몸 중에서 통풍이 잘 안 되고 항상 축축한 곳이기 때문입니다.

그러니 무좀의 경우 혈액순환개선은 말할 나위도 없거니와 환부의 습도를 낮추는 노력도 필요하게 됩니다. 땀이 나기 쉬운 가죽구두를 계속 신고 있는 것은 좋지 않으므로 가능하면 통풍이 잘 되는 신발을 신고 다니도록 하세요.

동일한 곰팡이의 일종에 칸디다(candida)가 있습니다. 칸디다 자체는 항상 몸의 여기저기에 있지만 피곤하거나 몸이 냉해져서 면역력이 저하하면 과립구가 몰아내기 전에 균이 이상하게 증식해버려 염증이 생기고 가려움기가 나타납니다.

혀와 식도에 칸디다에 의한 염증이 생겼다는 사람이 내 책을 읽고 나서 현미식으로 암이 고쳐진다면 칸디다도 나을 것이라고 생각하여 식사를 현

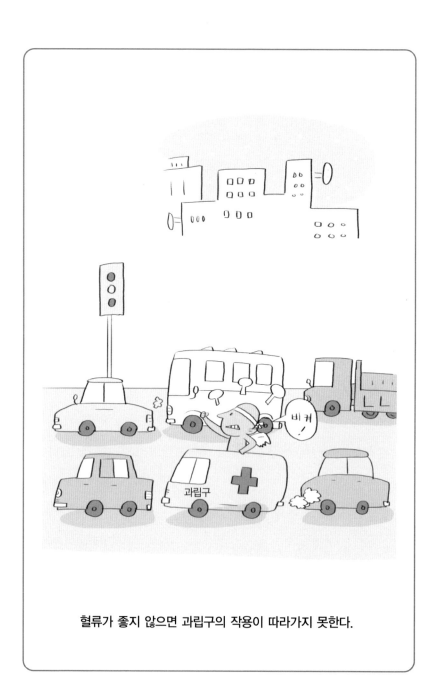

혈류가 좋지 않으면 과립구의 작용이 따라가지 못한다.

미·채식으로 바꾸어 보았다고 합니다. 그랬더니 단 10일 만에 혀에도 식도에도 칸디다가 없어졌다고 알려주었습니다.

피부에 생긴 염증은 그 원인이 무좀이나 칸디다 같은 곰팡이이건, 세균이건 혈액순환장애를 고쳐주면 대개 자연히 사라지게 됩니다. 발꿈치나 손가락 사이의 균열도 혈액순환장애로 일어나니까 체온을 올려서 혈행을 좋게 해주면 개선됩니다.

스테로이드제 등을 사용하여 염증을 멎게 하려는 것 자체가 잘못의 원천입니다. 몸이 따뜻해지면 안색도 좋아지고, 피부는 건강을 회복하여 매끈매끈해집니다.

약을 끊으면 푹 잘 수 있다

나이 든 사람일수록 좀처럼 잠들 수가 없거나, 도중에 몇 번이고 잠이 깨어 푹 잘 수 없다고 하소연하는 경우가 많습니다. 나이와 상관없이 고민이나 염려할 일이 있으면 좀처럼 잠들지 못하고 괴로워하기 마련입니다.

이러한 이유는 스트레스로 인해 교감신경이 긴장하고 있기 때문입니다. 수면과 각성의 리듬은 교감신경과 부교감신경의 상호관계로 성립되므로, 부교감신경이 작동하지 않으면 좀처럼 수면에 들어갈 수 없는 것입니다.

그러므로 취침 전에 가벼운 목욕 등으로 심신을 풀어주고, 수면에 적합한 체내환경으로 해주면 편안한 잠을 잘 수 있습니다.

노년층의 불면은 이런 방법만으로는 해결이 안 될 수 있습니다. 왜냐하면 고혈압, 당뇨병, 진통제 등 각종 약을 복용하고 있기 때문입니다. 노년

강압제로 왜 빈맥이 되는가

강압제를 복용하고 있는 12명을 대상으로 심박수를 재니 8명이 정상범위로 간주되는 심박수보다 빨랐다. 혈압을 낮춘 것에 반응하여 혈류를 확보하기 위하여 맥이 빨라진 것으로 보여진다.

연령(세)	성별	심박수	최고혈압 (mmHg)	최저혈압 (mmHg)
75	남자	100	147	80
65	남자	88	112	61
75	남자	87	122	69
84	여자	84	131	65
43	남자	82	159	93
70	남자	80	168	95
69	남자	75	153	90
57	여자	72	156	89
64	남자	69	156	82
59	남자	69	136	81
60	여자	67	147	72
70	남자	63	136	80

정상 심박수 … 50~70

↓

층의 불면은 이들 약의 영향이 크다고 생각됩니다.

예를 들어 강압제의 경우 약의 성분에 의해서 억지로 혈압이 낮추어져 있기 때문에 몸은 그에 지지 않으려고 교감신경을 열심히 긴장시킵니다. 그 증거로는 강압제를 먹고 있으면 대부분의 사람들의 맥이 빨라집니다.

이러한 약을 몇 종류나 먹으면 몸은 흥분의 극치에 도달해버리기 때문에 자고 싶어 해도 잠들 수 없기 마련입니다.

어깨의 뻐근함은 체조로 해소한다

어깨의 뻐근함은 목을 지탱하는 근육의 긴장으로 일어나는데, 이 긴장은 심리적 스트레스보다는 동일한 자세를 오랫동안 지속하고 있는 것 등의 물리적인 원인이 많은 것 같습니다. 물론 강한 스트레스가 있으면 어깨가 뻐근해집니다. 나도 연구실에 불이 났을 때는 스트레스로 어깨 결림이 심해서 고통받은 적이 있습니다.

그러나 일상적으로 일어나는 것은 장시간 컴퓨터를 향하고 있었다든지, 아래를 보고 세밀한 작업을 했다든지, 눈을 혹사하는 일 따위가 원인인 어깨 결림일 것입니다. 일본인은 어깨가 둥그스름해서 목을 지탱하는 근육이 약하기 때문에 아무래도 어깨 결림을 일으키기 쉽습니다.

이러한 유형의 어깨 결림은 맨 먼저 장시간 동안 동일한 자세를 취하지 않도록 주의할 필요가 있습니다. 그리고 몸을 따뜻하게 하면서 체조를 하면 좋을 것입니다. 팔을 올리고 내리거나, 목을 돌리는 등의 간단한 운동도 상관없습니다.

조금 운동을 하기만 해도 혈류가 좋아지고 어깨의 근육이 풀립니다. 근력(筋力)이 붙기 때문에 목을 지탱하는 힘도 증가됩니다. 똑같은 자세로 오래 있었구나 하는 생각이 들면 바로 체조를 해서 긴장을 푸는 습관을 들이면 좋을 것입니다.

어깨 결림 증상이 있을 때 습포약을 붙이는 사람이 있는데 이는 무의미합니다. 냉습포이든, 온습포이든 거기에는 필히 진통제의 성분이 들어 있습니다. 모처럼 몸을 따뜻하게 해서 혈류를 좋게 하려 해도 진통제의 성분이 작용하여 혈관이 수축해버리기 때문에 효과가 나지 않습니다.

두드러기는 고민에서 벗어나려는 혈액반응

두드러기는 알레르기의 일종이므로 림프구가 많은 사람에게 일어나기 쉬운 병입니다.

주로 식품에 의해서 일어나는 두드러기가 많은데, 이는 어떤 물질이 장에서 흡수되고 그것이 스트레스가 되어 알레르기 반응을 일으켜 피부에 습진이 생기는 것입니다.

두드러기는 외부로부터 들어온 이물질에 대해서만 일어나는 것이 아닙니다. 심리적 스트레스도 두드러기의 중대한 원인이 되고 있습니다. 간혹 무엇을 먹거나 이물질에 접촉해서 두드러기가 생기는 것이 아니고, 몇 년이고 두드러기가 일어나기 쉬운 유형의 사람은 우선 심리적 스트레스를 의심해보는 것이 나을 것입니다.

실은 나 자신이 그것을 경험했습니다. 40세 때 당시 도호쿠(東北)대학 치과학부 조교수였던 나는 여러 번 교수 선정에 임했었는데, 그때마다 떨어져 "이젠 죽어버리고 싶다"라고 생각할 만큼 심한 정신상태로 스트레스의 극한상태에 빠져 있었습니다.

그 무렵 매일 이불 속에 들어가 몸이 따스해지면 전신에 쫙 두드러기가 나는 것이었습니다. 가려우니까 전신을 긁어대고, 그러는 중에 피곤해져 겨우 잠이 드는 나날을 되풀이하고 있었습니다. 두드러기로 인한 고통은 2년간이나 계속 되었는데 어느 날 문득 두드러기가 나지 않고 있는 것을 알게 되었습니다.

나는 그때 어떤 면역세포를 발견하여 그 연구에 몰두하고 있었습니다. 그랬더니 교수가 되고 싶다는 잡념이 없어지고 "지금의 입장에서도 버틸 수 있다"는 기분으로 마음의 응어리가 풀려 개운해졌던 것입니다.

두드러기가 나고 있을 때 나는 어슴푸레하게 그것이 스트레스에 기인한 것으로는 생각하고 있었습니다. 현재 같은 체온면역력이라는 사고방식은 아직 없을 때였습니다. 지금 생각해보면, 실로 이치에 맞는 몸의 반응이었다고 생각합니다. 커다란 스트레스를 지니고 있으면 그것을 해소시켜야 합니다.

그러나 의외로 자기 자신은 자각하지 못하는 스트레스도 있습니다. 가까운 친지 중에 술냄새만 맡으면 두드러기가 나는 사람이 있었습니다. 그 여성은 냄새 자체가 알레르기의 항원이 되는가 여부를 나에게 질문했었는데, 이야기를 듣고 있는 중에 그녀의 부친이 술만 마시면 폭력을 휘두른다는 것을 알았습니다.

그녀는 술냄새의 알레르기가 아니고 술냄새를 맡음으로써 강한 스트레스를 느끼고 있었던 것입니다. 다시 말해서 그 스트레스에서 벗어나기 위해 혈류 반사가 일어나 두드러기가 나는 것이지요.

두드러기는 연상이나 암시로 인한 스트레스만으로도 일어납니다. 그러니 조금 생각한 것만으로는 자기의 스트레스를 몰라도, 모든 면을 둘러보아 스트레스 찾기를 해볼 필요가 있을 것입니다.

충치는 생활의 문란에서 생긴다

"충치야말로 스트레스의 원인이다."

이렇게 말하면 많은 사람들이 놀랄 것입니다.

그러나 아이들인 경우 시험 시기나 괴롭힘을 당했을 때 충치가 되기 쉽습니다. 회사원이면 상사와의 알력이 있었을 때, 여성이면 출산 전 등 스트레스가 있었을 때 등등 충치의 거의 전부가 스트레스를 계기로 생깁니다.

왜냐하면 타액(唾液)의 분비는 부교감신경의 지배를 받고 있기 때문입니다. 타액에는 식품을 소화하는 효소뿐만 아니라 식품에 포함되어있는 불필요한 것을 배제하기 위한 면역물질이 포함되어 있습니다. 몸에 해로운 것을 되도록 체내에 들어오지 못하도록 소화의 첫 입구인 입에서 방어하고 있는 셈이지요.

그러니 타액이 많이 분비되면 세균의 배제에 작용해주기 때문에 충치의 원인이 되는 세균은 그렇게 심할 정도로는 번식하지 못합니다. 타액은 충치 예방의 작용을 하고 있는 것입니다. 이를 잘 닦지 않음에도 충치가 없다는 사람이 있는 것도 이와 같은 이유에서입니다.

그러나 스트레스가 있으면 교감신경 우위가 되어 타액 분비를 촉진하는 부교감신경이 억제되기 때문에 모처럼 충치 예방을 위해서 작용하는 타액의 분비가 적어져버립니다. 나도 강연이 있으면 긴장해서 타액의 분비가 적어져서 목이 바싹 마르곤 합니다. 강연하는 연단에 필히 물이 준비되는 것도 그 때문입니다.

치주병(齒周病)은 충치보다 더욱 스트레스의 영향을 받습니다. 스트레스로 인해서 증가한 과립구가 입 속의 상재균(常在菌)과 싸워서 농(膿)을 만들어냅니다. 치주병이 악화된 상태가 소위 말하는 치조농루(齒槽膿漏)입니다. 치조농루라는 한자가 보여주듯 염증이 계속된 결과 이와 잇몸 사이에 고름이 고여 끝내는 잇몸까지 손상되어버리는 것이 이 병입니다.

그렇기 때문에 스트레스를 받지 않는 생활을 하여 장수하는 사람은 치조농루로 이가 없어지는 일이 적으며, 자신의 이가 많이 남아있는 것입니다.

군마(群馬) 현에 개업한 마루하시 마사루(丸橋賢) 의사는 이의 건강이 그 사람의 생활양식과 밀접한 관계가 있다는 뜻에서 '전인치과(全人齒科)'라는 사고를 하고 있는 것에 나는 크게 감명을 받았습니다.

마루하시 의사는 이의 병은 생활의 문란, 스트레스, 식사의 문란에서 일어나며 이의 건강을 지키기 위해서는 생활 전체를 재점검할 수밖에 없다고 말합니다. 나도 바로 그것이라고 생각합니다.

여드름 · 변비 · 냉증은 스트레스 반응과 한 세트

누구나 아침에 일어나서 얼굴에 무엇인가가 도톨도톨 나있고 피부의 윤기가 나쁜 것을 확인하게 되면 매우 신경이 쓰이게 됩니다.

대개 수면부족의 탓으로 돌려버리기 십상이지만, 그것보다도 수면이 부족하게 된 원인 쪽을 생각하는 것이 나을 것입니다. 고민이 있어 잠을 못 잤다든지, 밤늦게까지 놀아 피로에 지쳤다든지 여러 가지 스트레스가 있을 것입니다.

스트레스가 있으면 얼굴의 혈류도 나빠지고, 증가한 과립구의 영향으로 각종 피부 트러블이 나타납니다. 청춘의 상징이라는 여드름에 관해서도 동일합니다. 털구멍에 고름이 고인 상태가 여드름이니, 과립구로 인한 염증이 일어나 있는 것입니다. 사춘기는 호르몬의 균형이 불안정한 시기이므로 자율신경의 작용이 안정적이지 않다는 이유도 있으나 스트레스가 그것을 악화시켜 버립니다.

하루만의 스트레스면 피부의 문제도 다음날에는 끝나지만, 스트레스가 계속되면 피부가 거칠어지거나 좁쌀 같은 부스럼이 생겨나고 변비와 냉증이 한 세트로 나타납니다. 냉기에 약한 여성이면 이러한 몸의 상태 불량이 나란히 일어나는 것을 경험했을 것입니다.

물론 이 모두가 스트레스에 의한 교감신경 긴장상태에서 일어납니다. 피부의 문제는 아무리 비싼 크림을 발라도 근본적으로는 해결이 안 됩니다.

직장 등에서 스트레스가 없었는지, 옷을 얇게 입었는데 에어컨이 너무 강해서 냉증에 걸리지 않았는지, 단것이나 튀긴 음식만의 편식을 하지 않았는지 등을 점검해 볼 필요가 있습니다. 생각나는 좋지 않은 일이 있으면 그것을 해소하고 체온을 높여 혈행을 좋게 하는 것이 피부 문제를 해결하는 방법입니다.

비만 해소는 고민 상담과 함께 하라

어떤 다이어트 책이나 하나같이 비만을 해소하기 위해서는 필히 식사를 제한하고 이와 함께 운동을 하라고 권합니다.

운동을 하면 식사로 얻은 에너지를 소비할 수 있다고 생각하는 사람이 있을지 모르나, 그것뿐이 아닙니다. 운동을 하지 않고 식사 제한만으로 감량하고 있는 사람은 어김없이 저체온이 되어 있습니다.

아무튼 생물체의 근원적인 욕망의 하나가 식욕이며 먹으려 들면 얼마든지 먹을 수 있는데, 그것을 참는 일은 대단한 스트레스가 됩니다. 이 스트레스가 저체온을 가져오고, 혈액순환장애로 안색이 나빠지고 보기만 해도 건강하지 않은 모습이 되어버립니다. 이래서는 아무리 체중을 줄여도 도리어 건강하고 예쁜 몸과는 인연이 멀어지게 됩니다.

그러므로 식사 제한과 함께 운동을 해야 합니다. 운동을 하면 몸을 움직이므로 체온이 오르기 때문에 식사 제한의 폐해를 완화할 수 있습니다. 식사 제한과 운동 이 두 가지를 병행하면 건강하게 살이 빠진다고 말하는 것은 이러한 이유에서입니다.

체온을 높인다는 면에서는 목욕이 효과적입니다. 체온을 올릴 뿐만 아니라 목욕 자체에 에너지 소비의 효과가 있습니다. 목욕으로 소비되는 에너지는 체중 1kg당 1분에 0.06kcal라고 하므로, 체중이 50kg인 사람이 10분 동안 목욕하면 30kcal나 소비하는 것이지요. 몸도 따뜻해지고 거기에다 이만큼의 에너지가 소비되므로 일석이조의 효과를 보는 것입니다.

그러나 체중 감량을 시작하기 전에 우선 스트레스 체크를 하십시오. 무릇 비만의 배경에는 본인이 자각하고 있지 않더라도 육체적 · 정신적 스트레스가 숨겨져 있습니다.

"홧김에 폭식한다"는 말이 있듯이 무엇인가 싫은 일이 있거나 고민하는 일이 있으면 이내 식욕 쪽으로 향하게 됩니다. 식사는 부교감신경이 지배

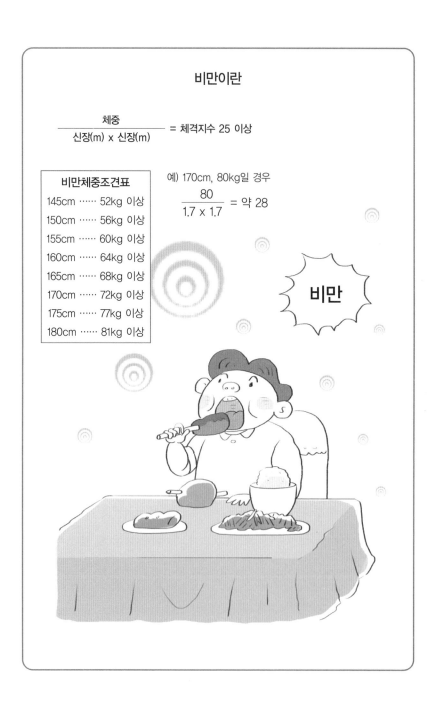

비만이란

$$\frac{체중}{신장(m) \times 신장(m)} = 체격지수\ 25\ 이상$$

비만체중조견표

145cm …… 52kg 이상
150cm …… 56kg 이상
155cm …… 60kg 이상
160cm …… 64kg 이상
165cm …… 68kg 이상
170cm …… 72kg 이상
175cm …… 77kg 이상
180cm …… 81kg 이상

예) 170cm, 80kg일 경우
$$\frac{80}{1.7 \times 1.7} = 약\ 28$$

비만

하기 때문에 교감신경으로 기울어진 몸을 무언가 먹음으로써 중화하려고 듭니다.

식욕을 채우는 일이 가장 빠른 스트레스 해소법입니다. 좀처럼 운동을 하려는 생각은 하지 않고, 스트레스가 있으면 그냥 안이한 해소법에 뛰어들기 십상입니다. 먹는 것으로써 자신을 지탱하는 것이지요.

자기가 왜 살이 찌게 되었는지 그 이유를 잘 생각해서, 스트레스의 원인이 되는 일을 되도록 경감시켜 나가도록 하세요. 먹는 일 말고 다른 스트레스 해소법을 발견하는 노력도 필요합니다. 때로는 자기가 스트레스를 지니고 있는 것을 잘 알아차리지 못하는 경우도 있습니다. 이럴 때는 주변 사람들에게 질문하여 확인해 볼 수도 있습니다.

약을 잘 고르는 법,
사용하는 법

급성기(急性期)에는 단기간이면 약을 써도 된다

나이가 많이 들게 되면 사람에 따라서 몇 종류, 심하게는 몇십 종류의 약을 먹고 있는 경우가 얼마든지 있습니다. 몇 가지나 되는 증상이 중첩되어 있기 때문에 그것들에 대한 약이 처방되고, 나아가 약의 부작용으로 위가 손상되거나 하면 부작용에 대한 약까지 투여되니 약의 종류가 증가할 수밖에 없습니다.

그러나 만성병(慢性病) 약의 대부분이 교감신경을 자극하여 저체온을 초래합니다. 거기에다 만성병의 치료인 만큼 오래 복용하는 것이 전제이니까 저체온 상태가 계속되어 여분의 병까지 떠맡게 될 위험도 있습니다.

대부분의 병이 스트레스와 현대의료의 잘못으로 일어난다고 생각합니다. 그 잘못의 으뜸가는 것이 의사에 의한 필요 이상의 장기적인 약 투여입니다. 약을 쓰면 일시적으로 증상이 그치니까 나은 기분이 듭니다. 그러나 근본적으로 낫지 않을 뿐더러 교감신경을 긴장시켜서 자연히 낫게 하는 힘을 오히려 저해하게 됩니다.

그렇다고 절대로 약을 써서는 안 된다고 말하는 것은 아닙니다. 염증이 심해서 고통을 참을 수 없을 때에는 진통제를 사용하는 것이 차라리 나을 때도 있습니다. 그러나 오직 약에만 의존하여 장기간 상용하지 않는다는 것이 중요합니다.

진땀을 흘릴 정도로 아플 때는 약으로 통증을 없애고, 약의 효과로 편해 지면 약을 중단해서 참을 만하면 그대로 지내십시오. 이렇게 해서 잘 컨트 롤하면서 자연치유로 향하는 사람이 많습니다.

안이하게 약을 처방하는 의료측도 문제이지만 약의 장기 복용이 문제가 되고 있는 요즘, 무조건 약에 의존하려는 생각을 바꿀 필요가 있습니다. 그 리고 병의 경과를 잘 이해하고, 원인인 스트레스를 해소하고, 목욕 등으로 몸을 따뜻하게 하여 면역력을 높여서 병으로부터 벗어나십시오.

5장

실천! 자기 스스로
단련하는 체온면역력

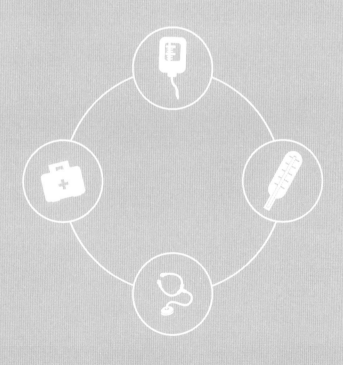

목 욕 법 ①

체온 + 4℃ 목욕물에서
하는 체온상승법

4℃의 낙차가 쾌적상태

체온을 유지하여 건강하게 살고, 체온을 높여 면역력을 높이기 위한 가장 손쉽고 빠른 길이 목욕입니다.

목욕으로 몸을 따뜻하게 하고자 할 경우 온천이면 더욱 좋겠지요. 온천에 가면 기분전환도 되고 여러 가지 면에서 효과적이겠지만, 가정에서의 목욕은 매일 할 수 있는 손쉬운 건강법입니다.

흔히 목욕은 미온탕에 들어가서 느긋하게 하는 것이 효과적인 방법이라고 말합니다. 왜냐하면 뜨거운 탕은 교감신경이 자극되어 심신이 흥분해버리기 때문입니다. 아침에 잠을 깨고 싶은 경우라면 뜨거운 탕도 상관이 없으나, 건강 유지나 병의 회복을 목적으로 목욕을 할 경우 교감신경이 자극되면 오히려 곤란합니다.

몸을 따뜻하게 하고 부교감신경을 자극하여 심신을 편안히 쉬게 하려면, 욕조에 들어갔을 때 '기분이 좋다'라고 느끼는 것이 중요합니다. 기분 좋게 느끼는 탕의 온도는 사람에 따라 각기 다릅니다. 대체로 '체온 + 4℃'가 가장 쾌적하게 느껴진다고 알려져 있습니다. 4℃의 낙차가 기분 좋게 느끼게 하고 부교감신경의 작용을 유발할 수 있는 것입니다.

일반적으로 탕의 온도는 40~42℃가 적당한 온도라고 말하는데 이는 체온이 36~37℃인 건강한 사람이 들어가는 경우입니다. 35℃밖에 되지 않는 저체온인 사람이 이 온도의 탕에 들어가면 매우 뜨겁게 느껴집니다. 저체온의 사람은 39℃ 정도가 아니면 기분 좋게 들어갈 수 없는 것입니다.

일본 속담에 "잠자리 멱 감기"라는 말이 있는데, 이런 식으로 후딱 목욕을 해버리는 사람이 많이 있습니다. 탕의 온도가 건강한 사람이면 쾌적한 온도인데도 그 사람은 뜨거워 오래 있지 못하니까 재빨리 나와 버리는 것입니다.

평소에 행동파이고 일을 무리해가면서 버티는 사람은 목욕도 성급하게 한다고 생각하기 쉬운데, 그렇게 지나치게 버티기를 하는 생활이 저체온을 초래하여 잠자리 멱 감기로 되어버리는 것입니다. 잠자리 멱 감기를 하는 사람은 특히 자기에게 알맞은 온도를 찾아 느긋하게 목욕을 하도록 합시다.

가족에 따라서 쾌적한 온도가 다른 경우에는 뜨거운 탕이 쾌적하다고 느끼는 사람부터 먼저 목욕하는 등 조정하여, 자기에게 알맞은 온도의 탕으로 목욕하도록 유념해주십시오.

목욕 중의 체온 측정

목욕하면서 자기 체온을 측정해 보면 시간의 경과와 함께 체온이 상승하는 것을 뚜렷이 알 수 있습니다. 한번 해보면 목욕의 효과를 실감할 수 있

목욕건강법

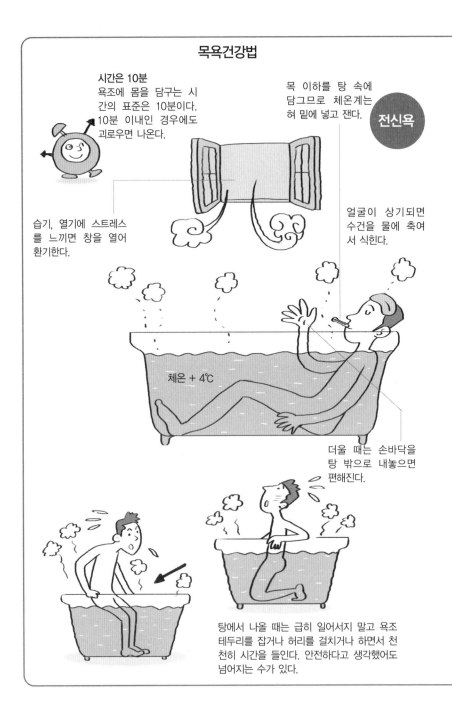

시간은 10분
욕조에 몸을 담구는 시간의 표준은 10분이다. 10분 이내인 경우에도 괴로우면 나온다.

목 이하를 탕 속에 담그므로 체온계는 혀 밑에 넣고 잰다.

전신욕

습기, 열기에 스트레스를 느끼면 창을 열어 환기한다.

얼굴이 상기되면 수건을 물에 축여서 식힌다.

체온 + 4℃

더울 때는 손바닥을 탕 밖으로 내놓으면 편해진다.

탕에서 나올 때는 급히 일어서지 말고 욕조 테두리를 잡거나 허리를 걸치거나 하면서 천천히 시간을 들인다. 안전하다고 생각했어도 넘어지는 수가 있다.

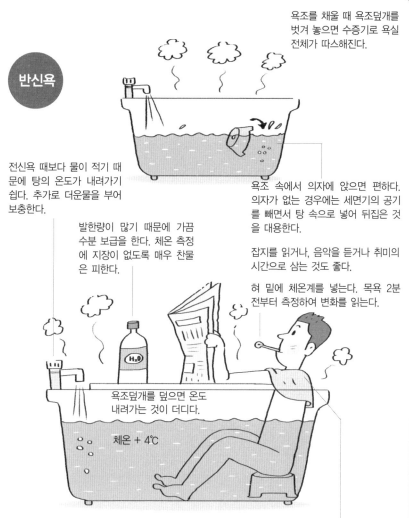

반신욕

욕조를 채울 때 욕조덮개를 벗겨 놓으면 수증기로 욕실 전체가 따스해진다.

전신욕 때보다 물이 적기 때문에 탕의 온도가 내려가기 쉽다. 추가로 더운물을 부어 보충한다.

욕조 속에서 의자에 앉으면 편하다. 의자가 없는 경우에는 세면기의 공기를 빼면서 탕 속으로 넣어 뒤집은 것을 대용한다.

잡지를 읽거나, 음악을 듣거나 취미의 시간으로 삼는 것도 좋다.

발한량이 많기 때문에 가끔 수분 보급을 한다. 체온 측정에 지장이 없도록 매우 찬물은 피한다.

혀 밑에 체온계를 넣는다. 목욕 2분 전부터 측정하여 변화를 읽는다.

욕조덮개를 덮으면 온도 내려가는 것이 더디다.

체온 + 4℃

시간은 30분~1시간
표준시간 이전이라도 괴로우면 일찍 나온다.

겨울에는 춥기 때문에 입욕하기 전에 가볍게 전신욕을 해두거나 욕실 타월을 어깨에 걸친다.

탕에서 나올 때는 급히 나오지 말고 천천히 시간을 들인다.

＊자료 : 일본후생과학연구소

을 것입니다.

이 경우 목 이하가 탕 속에 잠겨 있기 때문에 입으로 물고 체온을 잽니다. 혀 밑에 체온계를 삽입하고 체온의 상승을 확인합니다. 목욕 중에는 줄곧 체온이 올라가기 때문에 체온계를 입에 물고 있다가 가끔 꺼내서 눈금을 읽습니다. 물고 있기가 귀찮은 경우는 몇 분마다 재도 좋습니다.

목욕 중의 체온 측정을 10일에서 2주 정도 계속하면 흥미로운 사실을 알 수 있습니다. 처음에는 체온 상승의 속도가 늦었는데 점점 빨라집니다. 예를 들면 목욕을 시작한 후 5분간에는 영점 몇 도밖에 오르지 않았는데, 2주 후에는 5분간에 1℃가 상승하는 등 빠르게 체온이 상승해갑니다.

목욕하면 누구나 체온의 상승과 더불어 땀이 납니다. 그러나 에어컨의 과잉 효과 등으로 냉증이 있는 사람은 목욕을 시작해도 땀이 나오기까지 시간이 걸리게 됩니다. 냉증일 경우 자기의 체온을 되도록 유지하려는 버릇이 되어 있기 때문에 좀처럼 땀이 나오지 않습니다. 그 때문에 목욕을 해도 체온의 상승속도가 건강한 사람보다 늦습니다.

아무리 느긋하게 한다 해도 너무나 오래 몸을 담그고 있으면 현기증이 납니다. 현기증으로 목욕탕에서 넘어지는 사고가 나지 않도록 주의해야 됩니다.

처음 한동안은 욕조에 몸 담그기는 10분 이내로 하십시오. 10분 이내로도 피곤하다, 숨이 벅차다 등 불쾌한 느낌이 있을 때에는 곧장 욕조에서 나옵니다. 목욕하는 데에 익숙해지면 욕조에 몸을 담그는 시간을 조금씩 길게 잡으면 됩니다.

또한 욕조에 들어가면 수압으로 심장이 압박됩니다. 오래 잠겨 있어서 가슴이 답답해지는 경우에는 반신욕으로 해도 괜찮습니다. 가슴 아래부터 하반신만 탕에 잠기는 것으로도 전신이 충분히 따뜻해집니다. 이 경우에는 상반신이 냉해지지 않도록 마른 타월을 어깨에 걸치면 좋습니다.

탕 속으로 들어가기 전에는 발밑에 물을 끼얹으십시오. 몸이 냉한데 급히 더운 탕 속에 들어가면 거꾸로 교감신경이 자극을 받아 심장에 부담이 생깁니다.

사우나를 좋아하는 사람은 사우나를 이용해도 목욕과 동일한 효과를 얻을 수 있습니다.

몸의 방벽 = 지방을 지키자

비누 · 샴푸는 사용하지 않는다

목욕은 몸을 청결하게 하는 의미도 있으나, 비누로 지나치게 쓱쓱 몸을 씻는 것은 오히려 좋지 않습니다. 비누는 피부의 더러워진 곳이나 지방을 녹여서 제거하는 것인데, 너무 사용하면 피지(皮脂)가 너무 적어져 피부가 까칠까칠해져 버립니다.

피부의 피지선에서 분비되는 피지는 피부 표면에 지방막을 형성하여 덮고 있음으로써 피부조직의 수분이 증발하지 않도록 보호하고 지키는 기능을 합니다. 말하자면 피지는 몸을 지키는 방벽의 역할을 하고 있는 것입니다.

피지는 노출되어 있는 얼굴에는 분비가 많고, 옷으로 덮여있는 몸부분은 분비가 적습니다. 그런데 원래 많지 않는 몸의 지방막을 비누로 벗겨버리면 피부조직에서 수분이 증발하기 쉽게 되어 살갗이 매우 건조해집니다.

피부가 건조하면 까칠까칠한 피부표면에 세균이나 먼지 등의 이물질이 붙어 각종 트러블이 일어나기 쉽게 됩니다. 노인의 경우 건조하기 쉬운 겨울이 되면 쉽게 습진이 생기고 몹시 가렵게 되는 것은 이 때문입니다.

또한 피부에서 수분이 없어지면 혈액의 수분도 줄어들어 끈끈해집니다.

그러면 혈류가 나빠지고 체온이 내려갑니다. 건성 피부의 사람은 저체온으로 되기 쉽습니다.

그렇기 때문에 얼굴은 매일 비누로 씻어도 되지만, 몸을 비누로 씻는 것은 1주일에 한 번꼴이면 된다고 생각합니다. 특히 노인은 한 달에 한 번 정도로도 될 것입니다. 젊을 때는 피지가 없어져도 곧 분비가 되지만, 나이가 들면 피지의 보충이 제대로 때를 맞추어 되지 않으므로 그만큼 살갗이 건조해지기 쉽습니다.

비누로 몸을 씻지 않으면 불결한 기분이 드는 사람도 있을 것입니다. 그러나 피부조직의 잔해인 때는 원래 자연히 벗겨져 떨어져 나갑니다. 내복에도 부착하므로 내복을 자주 갈아입으면 그렇게 많이 때가 있지 않습니다. 더군다나 더운물을 몸에 흘려보내거나 욕조에 들어가 있으면 때는 깨끗이 떨어져 나갑니다. 더러워진 피지도 탕에서는 녹아 흘러버립니다.

샴푸도 비누와 동일한 이유로 과용하지 않기를 권합니다. 참고로 나는 탕의 물을 사용해서 머리를 감습니다. 그 덕분인지 한때는 백발이었던 두발이 까맣게 되었습니다.

사용하려면 고형 비누를 써라

비누로 몸을 씻을 때 요즘 유행하는 펌프식 용기에 든 바디 소프(body soap)가 아닌 고형(固形) 비누 사용을 권장합니다.

액체의 바디 소프는 거기에 사용된 재료가 고형 비누와는 약간 다릅니다. 비누는 원래 고형이기 때문에 그것을 액체로 유지하기 위해서 화학약

품이 첨가되어 있습니다. 피부를 매끄럽게 유지하기 위한 성분도 첨가되었을 것입니다. 세정력과 관계없는 첨가물이 많이 들어 있는 것입니다.

그 때문인지 씻어도 좀처럼 깨끗하게 떨어지지 않습니다. 비누의 경우는 물로 헹구고 4~5번 손을 비비면 비누가 말끔히 없어집니다. 반면에 액체의 경우에는 그 두 배는 손을 비비지 않으면 미끌미끌한 느낌이 없어지지 않습니다.

전부를 깨끗이 씻어내는 데에 시간이 걸리고, 적당히 헹구면 성분이 남아서 그것이 피부를 자극하게 됩니다. 피부과 의사들 사이에는 "액체비누가 등장한 덕분에 돈이 벌려서 어찌할 줄을 모른다"라는 농담이 나올 정도입니다.

건강한 사람도 고형 비누가 좋지만, 특히 아토피성 피부염 등 피부에 문제가 있는 사람은 비누 사용 빈도를 적게 하고, 비누 선택도 신중하게 하는 것이 좋습니다.

혈액순환을
좋게 하는 방법

운동하는 습관을 들인다

항상 바쁘게 움직이거나 서서 하는 일로 오랜 시간 동안 서있는 사람은 의식적으로 누워서 쉬는 시간을 증가시킬 필요가 있습니다. 서있거나 걷는다는 것은 중력을 거스르는 것입니다. 그만큼 에너지의 소모가 많아지므로 그 부담으로부터 해방되는 시간을 만들어주어야 합니다. 가령 자지 않고 잠시 누워있기만 해도 심신이 편안해집니다.

또한 중력을 거스르는 생활을 하더라도 그것에 지지 않는 뼈와 근육을 만들어두는 것이 필요합니다. 이를 위해서는 위아래로 중력을 받는 운동이 좋습니다. 걷기나 달리기, 줄넘기 등과 같은 뛰는 운동이 적당한 것 같습니다.

단, 노인의 경우에는 뛰는 운동이 무릎에 부담이 될지도 모릅니다. 평소에 가벼운 체조나 걷기 습관을 들이는 것이 가장 좋으나, 중력에 익숙해지는 일도 중요합니다. 운동을 하면 근육에 열이 발생하니까 체온을 올려서 면역력을 높이는 데 크게 공헌해줍니다.

체조나 걷기를 위한 시간을 할애하지 않더라도 일상생활에서 얼마든지 몸을 움직일 수 있습니다. 출·퇴근 때 에스컬레이터나 엘리베이터를 피하여 계단을 이용하면 그것만으로도 꽤 좋은 운동이 됩니다. 계단을 오른다는 것은 걷는 것보다 훨씬 중력을 거스르는 에너지가 필요하기 때문입니다.

림프구 과잉으로 아토피성 피부염 등의 알레르기 질환이 있는 사람은 평소에 몸을 잘 움직이는 게 좋습니다. 어린이 같으면 밖에서 마음껏 뛰노는 것이 가장 좋은 운동입니다.

주의할 점은 운동이 좋다고 해서 과다하게 하면 안 된다는 것입니다. 피로감이 올 정도로 지나치게 운동을 하면 육체적인 스트레스에 의해서 교감신경이 우위로 되어버립니다.

피로에 지치지 않아도 운동 중에는 교감신경이 긴장하기 때문에, 운동 후에는 스트레칭과 같은 간단한 체조를 하여 몸을 풀어주어야 합니다. 스트레칭으로 천천히 근육을 펴면 부교감신경이 작용하여 운동으로 긴장했던 근육이 이완됩니다.

늘 바른 자세를 유지한다

아프거나 몸의 상태가 좋지 않는 사람은 대체로 힘없이 고개를 숙이는 자세를 하고 있습니다. 어깨가 처지고 목이 앞으로 나와 있습니다. 이는 어떤 의미에서는 중력을 거스르는 에너지가 없는 상태라고 말할 수 있습니다. 체온의 열에너지가 부족한 것입니다.

기력이 있는 사람은 척추의 제일 아래에 위치한 선골(仙骨)을 앞으로 내

밀고, 목뼈를 뒤로 당긴 늠름한 자세를 하고 있습니다. 즉, '좋은 자세'를 하고 있는 사람이 건강한 것입니다.

특별히 몸을 단련한 적이 없는 극히 보통의 여성도 자세만 좋으면 30kg 정도의 짐을 들 수 있습니다. 물동이를 머리에 이고 있는 여성의 사진이나 그림을 가끔 보게 되는데, 그 큰 물동이가 꼭 30kg 정도입니다. 10kg의 쌀자루를 드는 일도 대단한데, 체격이 특히 좋은 것도 아닌 여성이 무거운 물동이를 들 수 있는 것은 그 여성의 자세가 좋기 때문이라고 생각됩니다.

좋은 자세를 중력의 면에서 생각해 보면 뼈만으로 중력을 받아들이고 있는 것이 좋게 서는 방식이라고 생각됩니다. 근육으로 몸을 지탱할 필요가 별로 없기 때문에 부담이 최소한으로 끝납니다. 그렇기 때문에 좋은 자세로 서있으면 심하게 피로를 느끼지 않습니다.

그러나 고개를 숙인 나쁜 자세로 있으면 중력의 일부를 아무래도 근육이 받아야 하기 때문에 매우 피곤해집니다. 피곤해지면 교감신경이 자극되므로 건강을 해칠 가능성이 생깁니다.

반면 좋은 자세를 유지하기 위해서는 뼈를 지탱하기 위한 근육이 필요하게 되므로 그 힘을 유지해두기 위해서도 일상의 운동이 중요해집니다.

좋은 자세는 건강한 신체의 상징이라 할 수 있습니다. 나이를 먹어도 운동에 의해서 근육은 나이에 상응하여 단련되므로 평상시에 몸을 잘 움직이도록 하여 의식적으로 자세를 바르게 하는 생활을 하기 바랍니다.

기분을 전환시키는 호흡법

긴장했을 때 심호흡을 하면 좋다고 말합니다. 호흡을 테마로 한 건강법도 건강 관련 잡지 등에서 한창 소개되고 있습니다. 호흡이 건강과 관련하는 것은 호흡도 자율신경에 의해 통제되므로 이를 잘 이용하면 부교감신경을 자극하여 심신의 긴장을 풀 수 있기 때문입니다.

호흡 중에서 숨을 들이마시는 것은 교감신경, 숨을 내쉬는 것은 부교감신경이 담당하고 있습니다.

긴장을 하거나 고민이 있을 때에는 고개가 숙여지고 폐가 압박받는 상태로 됩니다. 그 때문에 폐에 들어가는 공기가 적어지고, 호흡은 얕아지면서 빨라집니다. 그래서 폐 가득히 공기를 빨아들이면 폐는 산소과잉상태로 됩니다. 그렇게 되면 산소과잉상태를 벗어나려고 이번에는 부교감신경이 작동하여 숨을 내쉬게 됩니다. 이때 의식적으로 서서히 숨을 내쉬면 공기를 많이 들이마신 만큼 오래 내쉬게 되고, 부교감신경이 작동하는 시간이 길어져 긴장이 풀리게 됩니다.

자율신경은 우리의 무의식중에 몸 전체의 조정을 하고 있기 때문에 의식하여 그 작동을 통제할 수는 없습니다. 그러나 내장(內臟)의 작용 중에서 유일하게 호흡은 의식해서 빠르게 하거나 느리게 할 수 있습니다. 말하자면 우리가 자율신경과 접할 수 있는 단 하나의 창구가 되는 셈입니다.

조금 피곤하거나 몸이 긴장되어 '저체온으로 되었구나' 라고 생각되면 크게 숨을 들이마시고 천천히 내쉬는 일을 되풀이해서 교감신경 우위의 상태에서 벗어나면 될 것입니다. 반대로 기분이 침울하거나 생활에 긴장감이

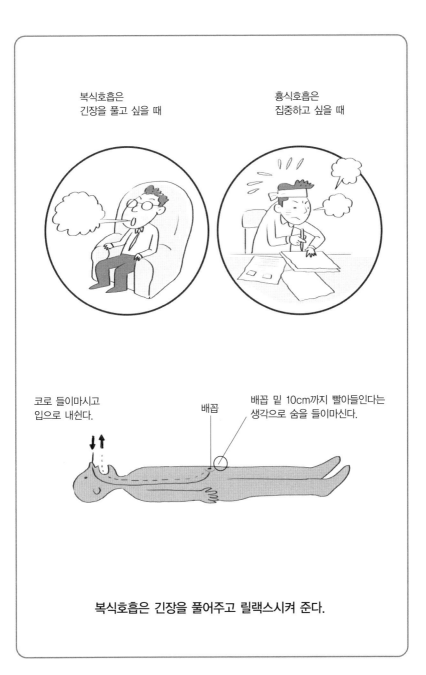

복식호흡은
긴장을 풀고 싶을 때

흉식호흡은
집중하고 싶을 때

코로 들이마시고
입으로 내쉰다.

배꼽

배꼽 밑 10cm까지 빨아들인다는
생각으로 숨을 들이마신다.

복식호흡은 긴장을 풀어주고 릴랙스시켜 준다.

부족해 저체온으로 되어있는 경우에는 얕게 숨을 쉬어 부교감신경 우위의 상태에서 빠져 나옵니다.

호흡에는 복식호흡(腹式呼吸)과 흉식호흡(胸式呼吸)이 있습니다. 복식호흡은 횡격막의 신축에 의해서, 흉식호흡은 늑골의 움직임으로 행해집니다.

일반적으로는 더욱 긴장을 풀기 위해서는 복식호흡이 낫다고 하는데, 일상생활에서 두 가지가 다 필요하다고 생각합니다. 낮 동안 일하는 도중에 하는 경우에는 흉식호흡을 해도 좋고, 자기 전에는 침착해질 수 있는 복식호흡을 한다는 식으로 적당하게 기분 좋은 심호흡을 하면 될 것입니다.

현미 · 채식으로
자율신경을 자극하자

10일로 체질이 변화된다

나는 기회 있을 때마다 현미 · 채식의 식생활로 바꾸도록 병약한 사람들에게 권장하고 있습니다. 물론 나 자신은 현미를 주식으로 하고, 야채 · 해조류 · 버섯류를 잘 먹고, 고기와 생선 같은 동물성 단백질은 1주일에 한두 차례만 먹는 생활을 하고 있습니다.

나의 권고에 따라 현미 · 채식을 시작한 사람들로부터 단 1주일이나 10일 만에 체질이 바뀌었다는 보고를 자주 받습니다.

현미가 좋은 이유는 정백미에 비해서 단연코 영양분이 많다는 것이지요. 비타민과 미네랄이 풍부해서 이것만으로도 필요한 영양소는 거의 취할 수 있다고 말할 수 있습니다. 무엇보다도 더 좋은 점은 현미에 식물성 섬유가 충분히 들어있다는 것입니다.

식물성 섬유는 특별한 영양이 있는 것은 아니지만 건강을 유지하기 위해서 없어서는 안 되는 것이지요. 장내의 불필요한 물질을 흡수하여 변과 함께 배출해주며 소화를 도와주는 장내의 좋은 세균을 증가시키므로 면역력을 높여줍니다.

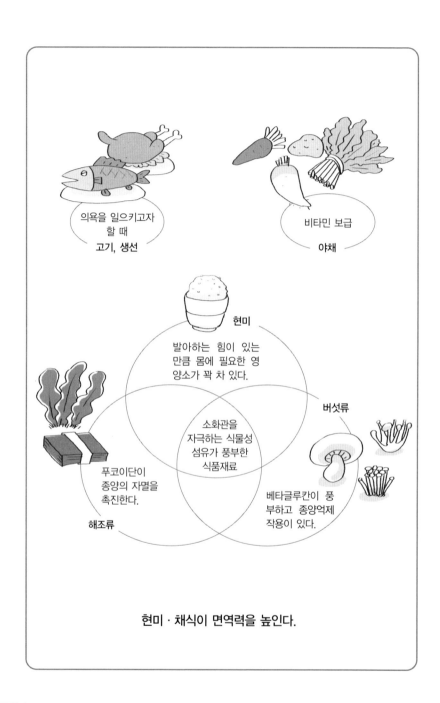

의욕을 일으키고자
할 때
고기, 생선

비타민 보급
야채

현미

발아하는 힘이 있는
만큼 몸에 필요한 영
양소가 꽉 차 있다.

버섯류

소화관을
자극하는 식물성
섬유가 풍부한
식품재료

푸코이단이
종양의 자멸을
촉진한다.

베타글루칸이 풍
부하고 종양억제
작용이 있다.

해조류

현미·채식이 면역력을 높인다.

178

또한 식물성 섬유는 여분의 콜레스테롤이나 지방을 배설해주는 그야말로 팔면육비(八面六臂 : 여덟 개의 얼굴과 여섯 개의 팔이라는 뜻으로, 언제 어디서 어떤 일에 부딪치더라도 능히 처리하여 내는 수완과 능력을 이르는 말)의 대활약을 해줍니다.

소화관은 부교감신경이 지배하고 있으므로 현미식을 하면 소화관의 작용이 좋아지고 혈액순환이 좋아지면 몸이 따스해지고 피부가 윤기가 납니다.

현미뿐만 아니라 야채나 버섯류, 해조류에도 비타민, 미네랄 외에 식물성 섬유가 풍부하므로 면역력을 높이기 위해서 평소에 자주 먹기를 권합니다.

한 가지 유의해야 할 점은 항상 밸런스가 중요하므로 식물성 섬유만 많이 먹으면 안 됩니다. 과용하면 소화관이 작용하지 않게 되어 오히려 변비를 일으키는 수도 있습니다.

조금 의외인 것은 쓴맛, 신맛, 독특한 향 등이 있는 식품, 예를 들어 고추냉이, 생강 등의 향신료는 부교감신경을 자극하여 위장을 활성화시키는 효과가 있습니다. 이것은 몸에 있어서 섭취해서는 안 될 불쾌한 물질로 인식되어 위장을 활발히 움직여서 배설하려는 반사반응이 일어나기 때문입니다.

찬 음료, 찬 식품은 피한다

목욕을 한 뒤에 시원한 맥주를 쭉 들이키는 사람들이 많이 있지요. 실은 나도 예전에는 맥주를 즐겨 마셨습니다. 지금도 맥주는 좋아하지만, 적어도 겨울에는 전처럼 마시지 않습니다. 내 의지로 안 마시기보다는 추울 때 찬 맥주를 마시고 싶은 기분이 들지 않는 것입니다.

가만 생각해 보니 찬 식품, 찬 음료는 냉장고가 보급되면서 모두가 먹고 마시게 된 것 같습니다. 그 전에는 찬 음식을 일상적으로 섭취하는 일은 없었습니다.

지금도 영국에서는 차지 않은 맥주를 마십니다. 위스키에 물을 타서 묽게 하는 경우에도 얼음을 넣지 않습니다. 또한 유럽 전반에 걸쳐 주스류도 미지근한 상태로 마시고 있습니다. 맥주를 몹시 차게 하거나, 얼음을 컵에 듬뿍 넣어 주스류를 차게 해서 마시는 습관은 미국에서 일본에 들어온 것 같습니다.

매우 더운 날씨에 몸을 식히고 싶은 욕구 때문에 찬것을 먹거나 마시는 일은 괜찮습니다. 그러나 덥지 않을 때 찬것을 입에 넣는 것은 몸을 냉하게 만들기 때문에 과히 좋은 일이 아닙니다. 특히 몸이 냉하기 쉬운 겨울철에는 되도록 따뜻한 음료를 마시는 것이 좋습니다.

술은 따뜻하게 데운 일본 술을 마시거나, 소주에 따끈한 물을 타 묽게 해서 마시면 몸이 따끈따끈해지므로 적당한 양이면 건강에 이롭게 취할 수 있습니다. 과유불급(過猶不及)이라는 말이 있듯이 무엇이든 정도를 넘으면 좋지 않습니다. 과음하면 교감신경이 우위에 있게 되어 얼굴이 창백해지므로 제발 과음하지 말도록 하십시오.

원래 찬 음료란 자연계에는 없는 것입니다. 그런데 추운 겨울에도 찬 맥주를 마시고 싶다는 것은 도무지 이상한 노릇입니다. 추울 때는 찬 것을 피하여 몸을 차게 해서는 안 된다는 자연스러운 마음가짐을 갖는 것이 중요합니다.

스트레스의
정체를 알자

끝까지 견디며 버티기를 그만두자

건강 유지나 병 치료를 위해서 체온을 높게 하여 면역력을 키우는 방법
에는 목욕, 식사, 운동 등 여러 가지가 있습니다. 그러나 다른 어느 것보다
중요한 것은 스트레스로부터 해방되는 것입니다.

목욕으로 아무리 체온을 올리고 식사에 주의해서 병이 치유되었다 하더
라도 스트레스가 계속되는 한 결국 체온이 다시 내려가고, 병이 재발되거
나 다른 병을 초래하게 됩니다. 그러므로 병을 치유하고 계속 건강을 유지
하며 살아가기 위해서는 스트레스에 대한 대처가 매우 중요합니다.

NHK에서 '일본인의 스트레스 실태조사'를 한 결과를 보면 평상시에 스
트레스를 느끼는 사항 중에 "앞으로의 전망이 안 보인다", "노후 생활에의
경제적인 염려가 있다", "가계에 여유가 없어졌다" 등이 순위권에 올라있
습니다. 회사원에 한정시켜 보면 "일하는 양이 너무 많다"가 제일 많았고,
"상사하고 뜻이 맞지 않는다", "휴일 · 휴가를 못 갖는다" 등이 뒤를 이었습
니다.

이러한 통계를 보더라도 한참 일하는 나이의 사람들이 얼마나 과로하며

일본인의 스트레스

분류	1위	2위	3위
종합	자기의 건강	자기의 노후간호	직업적 일
남성 35~64세	직업적 일	자기의 건강	수입 · 가계
남성 65세~	자기의 건강	자기의 노후간호	가족의 건강
여성 35~64세	자기의 건강	직업적 일	노후의 수입
여성 65세~	자기의 건강	자기의 노후간호	가족의 건강

＊자료 : 재단법인 후생통계협회 〈국민위생의 동향〉

피로곤비하고 있는지를 알 수 있습니다. 이러니 40대, 50대에 암이 생기고 심장병에 걸리고 생활습관병에 걸리는 사람이 많은 것도 당연한 것으로 생각이 됩니다.

요즘 불경기로 인해 기업들이 구조조정하여 인원을 감축하기 때문에 한 사람의 작업량이 불어나 월급쟁이들은 과도한 노동을 강요당하고 있는 모양입니다. 일도 중요하지만, 너무 참고 버티어서 병에 걸리게 되면 가족의 생활을 위해서 일하는 의미가 없어집니다.

참고 버티는 사람은 자기가 없으면 일이 진행되지 않는다고 생각하고 감기에 걸렸거나 피곤에 지친 상황에서도 죽을 둥 살 둥 안간힘을 쓰며 일을 합니다.

여기까지 이 책을 읽었다면 스트레스가 건강과 얼마나 깊게 관계되어 있는지, 그리고 병이 어떻게 생기는지를 잘 이해했으리라고 생각합니다. 병의 구조를 알면, 그에 대한 대처가 이해될 것입니다.

이 책을 읽은 것을 계기로 "내가 없어도 지구는 돈다"라고 대범하고 느긋하게 생각하여 피로를 느끼면 쉬도록 하세요. 평소 스트레스를 받지 않는 생활을 하는 것이 좋습니다.

스트레스는 되도록 빨리 해소하자

다소의 스트레스가 있어도 되도록 빨리 해소시켜 버리면 그렇게 문제는 안 됩니다. 낮동안 직장 등에서 불쾌한 일이 있었더라도 밤에 천천히 목욕을 하고, 가족과의 단란함 속에 부교감신경을 충분히 작동시켜놓아야 합니다.

요즘 스트레스 해소법이나 치유법을 매스컴에서 여러 가지로 소개하고 있습니다. 스스로가 '기분이 좋구나'라고 느껴지는 방법을 찾아내어 그것을 실천해보는 것도 좋을 것입니다.

매스컴에서 자주 소개하는 스트레스 해소법에 농축산소를 흡입하는 곳인 '산소 바(bar)'가 있고, 가정에서 흡입하는 농축산소도 판매되고 있는 모양입니다.

앞에서 호흡하는 방법을 설명한 바와 같이 스트레스가 있으면 폐가 압박되어 호흡이 짧아집니다. 그러할 때 농축된 산소를 마음껏 들이마시면 산소과잉이 된 반사(反射)로 부교감신경이 작용하여 긴장을 풀 수 있는 상태가 됩니다.

산소를 흡입하였을 때는 교감신경이 작용하므로 부교감신경 우위로 인

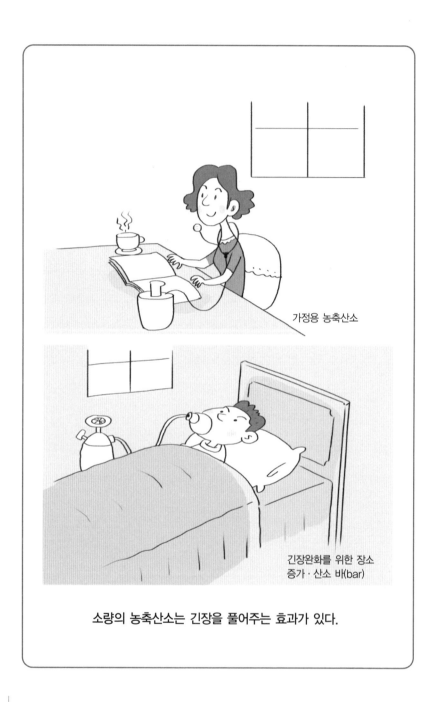

가정용 농축산소

긴장완화를 위한 장소
증가 · 산소 바(bar)

소량의 농축산소는 긴장을 풀어주는 효과가 있다.

한 긴장완화 과잉의 사람에게도 효과가 있을는지 모릅니다. 교감신경과 부교감신경이 차례로 작용하여 자율신경의 느슨함과 팽팽함이 분명해집니다. 단, 산소 과잉이 되면 반사로 부교감신경이 작용하는 것에서도 알 수 있듯이 산소의 과잉섭취는 몸에 대해서 사실은 위험한 일입니다.

그 예로서 스트레스가 원인으로 일어나는 과호흡증후군(過呼吸症候群)은 산소 과잉으로 일어납니다. 과호흡증후군이 되면 "머릿속이 새하얗다"라는 감각을 갖게 됩니다. 뇌에 산소가 과다하면 빛이 많이 보이므로 눈앞이 하얗게 되는 것입니다.

덧붙여서 말하자면 조례 시간에 서 있다가 저혈압으로 쓰러질 때는 눈앞이 캄캄하게 됩니다. 둘 다 쓰러지는 것이나 '머릿속이 새하얀 것' 과 '눈앞이 캄캄한 것' 은 뇌의 산소상태가 다른 것입니다.

고압 산소실에 개를 넣는 실험에서는 처음엔 개가 힘을 가지나, 여러 번 행하면 흥분상태가 계속되기 때문에 마침내 수척해지고 노화가 빨라졌다는 결과가 나와 있습니다.

산소 흡입도 가끔 하면 괜찮으나, 너무 빈번하게 하는 것은 권장하지 않습니다. 같은 산소라면 아무래도 삼림의 신선한 천연의 공기를 들이마시는 것이 건강에 좋겠지요.

스트레스의 원인은 시대에 따라 변한다

스트레스라 하면 대개는 심리적인 알력 등을 생각하는데 배기가스, 공기·수질오염물질 등 우리가 잘 알아차리지 못하는 물리적인 스트레스도

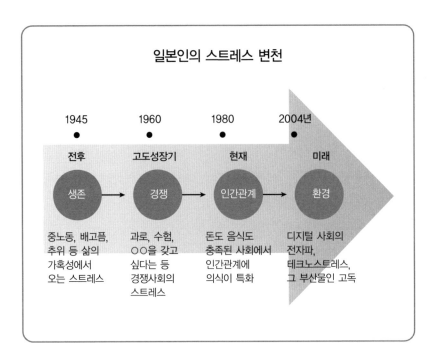

일본인의 스트레스 변천

1945   1960   1980   2004년

전후   고도성장기   현재   미래

생존 → 경쟁 → 인간관계 → 환경

중노동, 배고픔,   과로, 수험,   돈도 음식도   디지털 사회의
추위 등 삶의   ○○을 갖고   충족된 사회에서   전자파,
가혹성에서   싶다는 등   인간관계에   테크노스트레스,
오는 스트레스   경쟁사회의   의식이 특화   그 부산물인 고독
   스트레스

현대생활에서는 상당히 존재합니다.

가만 살펴보면, 스트레스의 원인도 시대와 더불어 변천해 왔습니다.

40~50년 전 일본이 아직 가난했던 시대에는 중노동, 배고픔, 추위, 더위라는 소위 살아가기의 혹독함에서 오는 스트레스가 중심이었습니다. 이러한 스트레스는 실로 수명을 단축시킬 만큼 강했습니다.

그 후 고도 경제성장기가 되고, 집에 냉·난방이 들어오고, 교통기관이 발달하면서 이전에 겪었던 생존을 위한 스트레스는 거의 없어졌습니다. 그러나 이 시대에 나타난 것이 경쟁에 의한 스트레스입니다. 되도록 좋은 학교를 나와 좋은 회사에 들어가려고 치열한 수험전쟁을 치르게 되었습니다.

아이들은 공부에 몰두하는 생활을 강요당하고, 아버지는 회사에서의 경쟁 때문에 격전을 벌입니다.

그로부터 30년이 지난 지금은 다시 스트레스의 원인이 달라진 것 같습니다. 앞에서 소개한 스트레스 조사에도 있었듯이 장래가 보이지 않는 불안감이 강해지고, 인간관계나 일터의 스트레스가 증가한 것입니다.

스트레스를 일으키는 내용은 몇십 년 단위로 변화하는지도 모르겠습니다. 그리고 다음에 오는 스트레스 원인으로 생각되는 것은 전자파(電磁波)입니다.

집 안에 넘쳐나는 전자제품, 휴대전화 등으로 우리의 주변에는 눈에 보이지 않는 전자파가 엄청나게 흐르고 있습니다. 이런 전자파가 아이들에게 영향이 미쳐 마침내는 뚜렷하게 심신에 나타나지 않을까 염려하고 있습니다. 좀처럼 자각하기 어려운 스트레스이기 때문에 더욱 겁이 나는 것입니다.

전자파가 사람들에게 주는 영향은 이제부터 구체적으로 연구되리라고 생각하지만, 어떠한 유형의 스트레스이든 우리 몸이 거뜬히 대처할 수 있도록 항상 면역력을 높여두는 것이 건강의 비결이라고 할 수 있습니다.

오래 살기 위한
면역학적 조언

여성은 냉증, 남성은 흥분에 주의하라

일본은 장수국가로 유명합니다. 일본에서 제일, 아니 세계 제일의 장수 지역이라고 호칭되는 곳이 바로 오키나와(沖繩) 현입니다. 그런데 오키나와 현은 여성의 평균수명이 가장 높고, 남성의 평균수명이 가장 높은 곳은 뜻밖에도 나가노(長野) 현이라고 합니다.

이 남녀의 차이는 면역학적 견지에서도 오래 사는 방법을 정확하게 시사해주는 것으로 사려됩니다.

우리의 기분은 기압에 지배되는 면이 있습니다. 고기압으로 뒤덮인 날씨 좋은 날에 우리 인간은 원기가 왕성해집니다. 반대로 잔뜩 흐린 저기압의 날씨일 때는 몸이 느긋해져 아침에 언제까지나 잠을 잘 수 있습니다. 이는 누구나 다 체험하는 일일 것입니다.

여성의 경우에는 여기에 기온이라는 요소가 더해집니다. 남성에 비해서 근육이 적은 여성은 냉기에 약하기 때문에 추운 곳의 땅보다는 오키나와 같이 언제나 따뜻한 곳이 살아가는 데에 편합니다. 그렇기 때문에 여성이 다른 지방에 비해 오키나와에서 힘차게 오래 살 수 있는 것입니다. 이것을 바꿔 말하면, 여성이야말로 냉기로부터 몸을 지킬 수 있는 체온면역력이 필요하다고 말할 수 있습니다.

한편 남성은 냉기보다는 흥분한 나머지 생명을 단축하는 면이 있습니다. 원래 여성보다 투쟁적이어서 화를 내거나, 과도할 정도로 활발히 움직이기 때문에 교감신경 우위로 되기 쉬운 것입니다.

이 흥분을 진정시켜 주는 것은 공기가 희박하고, 기압이 낮은 장소입니다. 말하자면 선인이 살 것 같은, 안개가 낀 산지(山地)가 되는 것입니다. 산이 많은 나가노 현에 남성 장수 노인이 가장 많은 이유도 이러한 점에 있는 것이라고 생각됩니다.

그렇다손 치더라도 누구나 나가노 현 등의 산지대에 살고, 선인처럼 안개를 먹고 생활할 수는 없습니다. 그래서 남성에 필요한 것이 흥분대책인 것입니다. 건강하게 오래 살고 싶으면 육체적으로나 정신적으로 될 수 있는 한 평온하게 살아야 합니다.

마음가짐, 사는 방식을 바꾸자

나는 젊었을 때 늘 화를 내고 있었고, 그것도 1년에 수차례 매우 심하게 화를 냈기 때문에 모두가 나를 싫어했습니다. 그러다가 자율신경이나 체온에 관련되는 면역학을 연구하는 중에 겁이 나서 화를 낼 수 없게 되었습니다.

어느 때인가, 학생을 매우 혹독하게 야단친 다음에 시험 삼아 내 자신의 혈압을 재어보고 깜짝 놀랐습니다. 놀랍게도 200을 초과했기 때문에 매우 놀랐던 기억이 있습니다. 노여움이라는 감정이 얼마나 자기의 몸에 커다란 영향을 미치는가를 알고 나서 "이렇게 화를 내고 있으면 가망이 없겠구나"라고 느꼈던 것입니다.

교감신경의 긴장을 가장 많이 가져오는 것은 노여움, 시기심, 공포심 같은 인간이 갖는 마이너스의 감정입니다. 이러한 감정에 지배를 받고 있으면 우리 몸은 상처를 받고 병들거나 빨리 치매로 되어버립니다.

그러니 사소한 일로 화를 내거나, 끙끙대고 고민하거나, 사람을 원망하면 자신의 생명을 단축하는 일이 되는 것입니다. 어떤 일에 대해서도 느긋한 기분으로 평온하게 살 수 있도록 사는 방식이나 마음자세를 변화시켜 나가지 않으면 진정한 건강을 얻을 수 없습니다.

이렇게 말하면서도 자신의 감정을 통제한다는 것이 어려운 일이라는 것을 잘 알고 있습니다. 어느 분으로부터 이러한 이야기를 들었습니다.

우리가 인간이 되기 훨씬 전, 생물의 진화과정에서 단세포로부터 다세포로 되면서 환경에 더욱 잘 적응할 수 있도록 자율신경의 네트워크를 형성하였습니다. 우리 생명은 38억 년의 역사에서 우주와의 조화에 있어서는 과부족이 없는 세계를 획득해 온 것입니다. 이것은 자연계 속에서 본능적으로 살아가는 우리의 진실한 마음이라고 말할 수 있습니다.

이어서 인류는 더욱 환경에 적응하려고 뇌를 계속 발달시켜 단지 본능뿐만 아니라 학습하거나 기억하는 능력을 구축했고, 나아가 미리 예측하거나 사물을 판단할 수 있는 것까지 가능하게 되었습니다. 새로운 이 능력은 진실의 마음을 넓히기 위해서 진화 · 획득한 것인데, 너무나 지식을 증가시켜서 마침내는 틀린 예측까지 하는 마음을 만들어버렸습니다.

이렇듯 우리는 내적인 진실한 마음과 그 후에 형성된 외적인 마음 이 두 가지를 지니고 있습니다. 내적인 마음을 우리는 의식할 수 없고, 외적인 마음으로 이것저것 예측해서는 겁을 내거나 화를 내고 원망합니다. 그리고 한번 의심하면 계속 의심하며 고민을 합니다. 이 외적인 마음이 진실의 마음에 영향을 주기 때문에 자연과의 조화에서 혼란이 생겨 각종의 질환으로 나타나는 것입니다.

그런고로 외적인 마음이 승화(昇華)하여 내적인 마음과 일체가 되면 우주와 어김없는 조화를 이루어 살아갈 수 있는 것입니다. 우주와의 조화 운운하면, 이는 이미 깨달음의 세계이므로 우리 같은 범인(凡人)은 좀처럼 하지 못할 것입니다. 그럼에도 자연과 조화되어 있어야 할 우리의 진실한 마음에 조금이라도 생각을 미쳐본다면 자신의 사고방식, 사는 방식, 감정을 가지고 사는 방식을 되돌아볼 수가 있을는지 모릅니다.

자연회귀(自然回歸)라 하면 거창하게 들릴지도 모르지만, 자연과 결합된 자기의 진심을 좀 응시하여 필요치 않은 스트레스가 적은 평온한 생활을 보내기를 희망하는 바입니다.

6장

체온면역력 향상이
무병장수의 비결

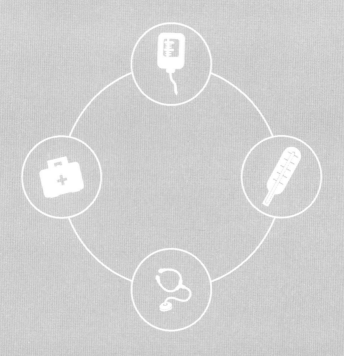

화를 잘 다스려야
오래 산다

화를 내는 것은 독이 된다

젊은 시절 예민하고 화를 잘 내던 사람이더라도 나이가 들어감에 따라 무뎌지고 원만해지면서 장수 체질로 변하기도 합니다. 반면에 자기의 성격을 다스리지 못한 사람은 언젠가 파탄에 이르고 제명을 다하지 못할 수 있습니다.

분노(憤怒)란 교감신경이 극도로 흥분한 상태를 말합니다. 성격이 급하고 매사에 화를 잘 내는 사람은 교감신경의 긴장상태가 자주 일어납니다. 이런 생활이 계속되면 과립구가 증가하면서 조직 파괴나 혈액순환장애 등으로 인한 저체온 상태가 평소에도 지속됩니다. 그 결과 몸에 큰 부담을 주다가 언젠가는 쓰러지고 마는 것이지요.

나 역시 상당히 화를 잘 내는 성격이었습니다. 그래서 예전에는 빈번히 연구실에서 언성을 높이곤 하였습니다. 그때마다 주위는 긴장감이 맴돌 수밖에 없었는데, "백혈구는 자율신경의 지배를 받는다"는 자율신경의 백혈구 지배법칙을 발견한 후로는 스스로 자제하여 눈에 띄게 화내는 일이 줄어들었습니다.

그전까지만 해도 일주일에 한 번 이상이었던 횟수가 차츰 한달에 한 번으로 감소하더니 지금은 전혀 없지는 않지만 일년에 한 번 있을까 말까 할 정도입니다.

내가 화를 내지 않게 된 계기가 된 사건은 아직도 생생한 기억으로 남아 있습니다. 그날도 여느 때처럼 연구실에서 언성을 높이고 있었습니다. 그런데 갑자기 나의 몸이 부들부들 떨기 시작했습니다. 의사라는 직업의식이랄까 흥미롭다는 생각이 앞서 그 자리에서 혈압을 재보았습니다. 결과는 놀라웠습니다. 최고 혈압이 230까지 올랐던 것입니다.

흔히 화가 치밀었을 때 온몸이 떨릴 정도라는 표현을 쓰는데, 그 말을 실감할 수 있었던 순간이 아니었나 싶습니다. 바로 그때, 교감신경의 긴장상태는 극치에 이르렀던 것입니다.

장수의 공로자 '웃음'

분노가 인간에게 미치는 손상으로는 먼저 화를 낸 본인은 물론 그 상대도 마찬가지로 마음의 상처라는 '정신적 피해'를 들 수 있을 것입니다. 게다가 분노를 폭발시킨 사람은 혈압이 상승되면서 신체를 좀먹는 '신체적 피해' 또한 피할 수 없습니다.

나의 경험에서 보면 분노의 엄청난 위력을 경험하게 되는 순간은 대체로 혈압이 200을 넘어섰습니다. 다시 말해 극도로 화가 치밀어 올랐을 때는 영락없이 위험수위까지 혈압이 치솟았다고 보면 됩니다.

나는 그 당시 '이대로 두었다가는 언젠가는 죽고 말겠구나'라는 공포감을 뼛속 깊이 느낄 수 있었습니다. 순간 혈관이 파열되고 과립구가 증가하여 조직을 파괴하는 과정이 마치 영화의 한 장면처럼 뇌리를 스쳐 지나갔습니다. 등골이 오싹하리만큼 분노의 끝이 어떨지 상상할 수 있었기에 그 후로는 화를 내는 횟수가 급격히 줄어들었던 것이지요.

이와 반대로 인간의 수명을 연장하는 데 도움을 주는 감정이 바로 '웃음'입니다. 웃음은 부교감신경의 우위상태를 불러와 림프구를 증가시킵니다. 이는 실험을 통하여 수치적으로도 입증된 엄연한 사실입니다. 웃음의 효과는 절대적이며 반응도 빠릅니다.

일상생활 속에서 늘 웃음을 잃지 않는 사람은 체내에 싹트는 질병의 싹을 부지런히 잘라내는 사람이라고 말할 수 있습니다.

체온면역력을 향상시키는
생활습관

몸을 따뜻하게 한다

면역력을 향상시키는 데 기본이 되는 원리는 부교감신경의 우위상태를
만들어 림프구를 증가시키는 것입니다. 이때 핵심은 몸을 따뜻하게 해주는
것입니다.

"체온을 따뜻하게 유지하여 혈액순환을 촉진한다."

이것이 바로 건강한 삶을 영위하는 기본입니다.

이를 위해 우리가 가장 먼저 해야 할 일이 있습니다. 교감신경의 긴장상
태가 지속되는 생활, 즉 부교감신경을 억누르는 생활습관을 재점검하는 것
부터 시작해야 합니다. 일에 시달려 황폐한 나날을 보내고 있지는 않은지,
걱정거리를 쌓아두고 있지는 않은지, 적당히 스트레스를 해소하고 있는지
등등 자신의 삶을 되돌아보는 시간을 종종 가질 필요가 있습니다.

교감신경의 긴장상태가 지속되면 저체온, 혈류부전(血流不全)을 일으킵
니다. 언젠가 한 의사로부터 "유방암이 증가하는 원인 중 하나로, 여성들이
지나치게 꽉 조이는 속옷을 착용하는 것에도 문제가 있다"는 말을 들은 적
이 있습니다. 신체에 지나치게 강한 압박을 가하는 것은 좋지 않습니다.

또한 식사나 운동, 목욕, 수면 등도 면역력과 밀접한 관계가 있습니다. 특히 목욕은 몸을 따뜻하게 데우는 가장 손쉬운 방법 중 하나입니다. 그런데 림프구를 증가시켜 면역력을 향상시키고자 한다면 몸속까지 충분히 따뜻해지도록 '체온과 비슷한 정도의 온수에 느긋이 몸을 담그는 방법'이 중요합니다. 이렇게 하면 몸을 따뜻하게 데워주는 동시에 혈액순환을 촉진시키고 부교감신경을 우위의 상태로 만들어주는 효과도 얻을 수 있습니다.

일찍 자고 일찍 일어나는 습관을 가진다

면역력을 좌우하는 요소 가운데 '잠' 또한 중요한 위치를 차지합니다. 충분한 시간을 들이는 만큼 시간대도 중요한데, 무엇보다 일찍 자고 일찍 일어나는 습관을 들여야 합니다. 자율신경이 작용하는 원리에 비추어 볼 때, 인체는 낮에 깨어있고 밤에 잠드는 주기일 때가 가장 자연스럽고 효율적인 활동을 할 수 있습니다.

체온은 자율신경의 지배를 받으며 하루 종일 동일한 온도로 유지되지 않습니다. 체온이 가장 낮은 때는 아침시간으로, 하루의 시작을 알리는 이때에 잠들어있는 동안 우위였던 부교감신경을 대신하여 교감신경이 우위상태로 변합니다. 즉, 혈압을 상승시켜 혈류량을 늘리고 하루 동안 활동할 수 있는 몸 상태를 만드는 것이지요. 그리고 시간이 경과함에 따라 체온이 상승하고 수면을 취할 때가 되면 다시 교감신경이 우위인 상태에서 부교감신경이 우위인 상태로 이행되면서 신체를 이완시켜 잠들게 합니다.

일찍 자고 일찍 일어나는 습관은 자연의 섭리와 같다고 할 수 있습니다.

이러한 습관은 하루 동안의 체내 변화와 수면을 원활하게 연동시키는 데 도움이 됩니다. 반면에 밤늦도록 깨어있는 생활은 자율신경의 규칙적인 움직임을 저해하여 면역력에 좋지 않은 영향을 미칩니다.

나는 평소 '일출기상법(日出起床法)'을 실천하는데, 저녁 9시면 잠자리에 들고 일출과 함께 눈을 뜨는 취침법입니다. 해가 뜨는 시간을 기준으로 삼기 때문에 이른 여름에는 7시간 정도, 해가 짧은 겨울에는 9시간 정도 잠들게 됩니다. 이만큼 절묘한 수면시간도 없습니다. 고기온, 저기압인 여름철은 신체에 큰 부담을 주지 않아 다소 수면시간이 모자란 듯해도 생활하는 데에는 충분합니다. 그러나 저기온, 고기압인 겨울철은 생물에게는 견디기 어려운 계절로 충분한 수면이 반드시 필요합니다.

어디까지나 나에게는 9시에 잠자리에 들 때가 가장 적절한 수면을 취할 수 있는 최상의 시간입니다. 하지만 더 짧은 시간 동안 잠들어도 충분히 기분 좋게 눈이 떠진다면 취침시간을 조금 더 늦추는 등 적절히 조절하면 좋을 것입니다.

면역력을 높이려면 무리하거나 또는 지나치게 편안한 생활보다는 적절히 뇌와 몸을 자극하여 혈액순환을 촉진시키고 항상 유쾌한 기분으로 지낼 필요가 있습니다. 그리고 몸을 따뜻하게 하는 생활과 자율신경의 작동구조에 맞추어 일찍 일어나고 일찍 자는 규칙적인 생활습관을 준수하는 데 힘쓰면 면역력 향상에 상당한 효과를 거둘 수 있습니다.

고 환, 피 부, 척 수

무조건 따뜻하게 한다고
몸에 좋은 것은 아니다

세포 분열과 미토콘드리아

교감신경의 긴장상태 등으로 인하여 체온이 떨어지고 혈류량이 부족하면 세포 속 미토콘드리아가 산소 부족으로 활성(活性)을 잃게 됩니다. 몸을 따뜻하게 하는 이유 중에는 미토콘드리아의 활성화를 촉진시키려는 의도도 있습니다.

그런데 체내의 기관 중에는 온도를 따뜻하게 유지하면 기능이 저하되는 곳이 있습니다. 그 대표적인 예가 정자를 만들어내는 고환(睾丸)입니다. 정자를 생산하는 기관처럼 세포 분열이 격렬히 이루어져야 하는 곳은 오히려 열을 식혀 미토콘드리아의 기능을 억제해야 합니다.

20억 년 전 지구 대기 속에 산소가 증가할 무렵의 인류는 아직 세균과 같은 생물체에 불과했습니다. 그 시기를 살던 우리의 선조들은 별다른 도움이 되지 않는 산소가 대기 속에 증가하면서 생활하는 데 어려움을 겪게 됩니다.

결국 당(糖)을 이용하여 생명을 유지하던 인류의 선조(해당계 혐기성 세균)는 궁여지책으로 동일한 생명체 가운데 산소를 이용하여 에너지를 획득하던 미토콘드리아와 공생하는 방법으로 멸종 위기를 모면할 수 있었습니다. 이렇게 미토콘드리아는 인류의 선조인 세포에 기생하기 시작한 것이지요. 그런데 나는 미토콘드리아가 세포 속으로 들어갈 당시에 분열억제 유전자도 함께 들어와 기생하지 않았을까 추측해 봅니다.

인류의 선조인 세균이나 미토콘드리아는 원핵세포(原核細胞)라 하여 분열과 증식 기능만 갖춘 원시적인 형태의 단세포 생물체입니다. 때문에 미토콘드리아는 자신이 기생할 세포가 모든 영양소를 스스로 분열하는 데에만 집중하느라 정작 자신은 제대로 기능하지 못하고 점차 세력을 잃어 살기 힘들어지지 않을까 염려스러웠던 것이지요. 이렇게 시작한 공생생활은 20억 년이라는 유구한 시간이 흐른 지금도 계속되고 있습니다.

한편 교감신경의 긴장상태가 이어지면서 저체온, 혈류량 부족 등의 현상이 일어나면 미토콘드리아는 산소 결핍으로 생활하는 데에 곤란을 느끼게 됩니다. 미토콘드리아가 살아가는 데에는 적합한 온도와 충분한 산소가 불가결하기 때문입니다.

결국 미토콘드리아는 활성을 잃게 되고 더군다나 핵 속의 분열억제 유전자마저 작동할 수 없게 됩니다. 바로 이때, 세포가 격세유전(隔世遺傳 : 생물의 생성, 체질 등의 열성 형질이 일대 또는 여러 대를 걸러서 나타나는 유전)을 일으키게 되는 것입니다. 즉, 태초부터 지니고 있던 본디의 성질에 눈뜨면서 분열, 증식하기 시작합니다.

극한 상황에 처했을 때 분열을 억제하던 정지장치가 완전히 제구실을 못하게 되면서 우리는 암에 걸리는 것입니다.

사람들이 '고환을 따뜻하게 하면 안 된다'고 하는 이유

암세포뿐만 아니라 우리 몸속에서 활발하게 분열하는 세포들은 모두 미토콘드리아의 기능이 억제되는 저체온, 저산소 상태일 때 분열을 시작합니다.

일부러 온도를 낮추고 미토콘드리아의 기능을 억제시켜서 세포 분열을 촉진시키는 구조, 그 대표적인 예로 고환을 들 수 있습니다. 체내에서 가장 왕성하게 세포가 분열하고 증식하는 곳이 바로 정자를 생산해내는 생식기관입니다. 단 1회의 사정(射精)으로 배출되는 정자의 수는 무려 1억여 개에 이릅니다.

고환은 맨 처음 태아의 뱃속에 만들어지지만 높은 온도 때문에 출산 전까지 자연스럽게 아래쪽으로 이동하여 몸 밖에 만들어진 음낭 속으로 옮겨지게 됩니다. 체내보다 5℃ 정도 온도가 낮은 음낭이 고환에게는 그야말로 기가 막힌 환경인 셈입니다.

간혹 체내에 고환이 머물러 있는 잠복고환(潛伏睾丸)이라는 장애를 안고 태어나는 아기들이 있는데, 이런 경우 무정자증(無精子症)을 유발할 수 있습니다. 요컨대 미토콘드리아가 너무 완벽하게 제 기능을 수행하게 되면 정자는 오히려 분열을 하지 못하게 되는 것이지요.

예로부터 "고환을 따뜻하게 하면 좋지 않다"는 말이 있는데, 이는 곧 미토콘드리아의 기능을 억제하기 위해서였던 것입니다.

최근에 화제를 불러온 소민사이(蘇民祭 : 일본 전통축제의 하나로, 이와테현을 중심으로 개최되는 나체축제)를 시작으로 한겨울이면 알몸을 한 남성들이 주축을 이룬 축제가 일본 전역에서 벌어집니다. 이것만 보아도 알 수 있듯이 선조들은 일찍부터 고환을 시원하게 하여 생식능력을 높여야 한다는 이치를 체험을 통하여 알았던 듯합니다.

마라톤 선수가 고지 훈련을 하는 이유

고환과 같이 세포 분열이 활발한 조직이 또 있습니다. 바로 피부와 척수입니다.

피부는 외부 세계와 인접하는 조직이기 때문에 다른 부위보다 5℃ 정도 온도가 낮아 미토콘드리아의 기능을 억제시킵니다. 일본어에 '어린아이는 바람의 아이'라는 표현이 있습니다. 아이 때는 밖에서 찬바람을 맞으며 뛰어놀수록 건강해지는 법이라는 뜻으로, 그만큼 차가운 바람이 피부의 분열 반응을 자극하여 피부를 튼튼하게 한다는 것입니다.

척수의 경우는 적혈구가 끊임없이 분열하여 증식합니다. 마라톤 선수들이 높은 지대를 찾아 훈련을 하는 이유도 바로 적혈구의 증식 때문입니다. 산소가 부족한 환경에서 미토콘드리아의 기능을 억제시켜 적혈구의 분열을 촉진시키려는 데 그 목적이 있습니다.

우리 생활 속에서 밀접한 예를 들자면 안정을 찾아갈 나이인 결혼 적령기의 여성은 체온이 다소 높은 편이며 혈액순환이 원활하고 피부가 얇아 빈혈 증상을 보이는 경우가 많습니다. 이 또한 미토콘드리아와 관계가 있다고 생각하면 이해가 빠를 것입니다.

그런데 미토콘드리아의 기능이 억제된 부위에서는 미토콘드리아의 분열, 증식도 활발하지 못합니다. 그 결과 분열이 왕성한 세포에는 미토콘드리아가 적게 기생하고, 분열해서는 안 되는 세포 내에는 미토콘드리아의 수가 많다는 사실을 알 수 있습니다.

격렬히 분열하는 정자(세포) 1개 속에 존재하는 미토콘드리아의 수는 100개가 채 되지 않습니다. 반면 분열하지 않는 뇌신경세포와 심근세포의 경우는 1개의 세포 속에 약 5,000개의 미토콘드리아가 살고 있습니다. 암세포 내의 미토콘드리아 수가 극히 적다는 사실도 이미 잘 알려진 바입니다.

어 깨 결 림 과 창 백 한 얼 굴

우리 몸이 외치는
소리를 들어라

자율신경의 작용을 몸소 느낄 줄 알아야 한다

"몸이 외치는 소리를 들어라!"

이는 곧 우리 몸에 나타나는 현상을 통하여 자율신경의 움직임을 감지하라는 뜻입니다.

생명체에는 스스로 치유하고자 하는 힘이 내재되어 있습니다. 평소 내몸에 나타나는 이상에 주의를 기울이다 보면 적시(適時)에 치유력이 발휘되도록 도울 수 있습니다.

예를 들어 교감신경의 긴장상태가 계속되고 무리한 생활이 이어진다고 느꼈다면 긴장을 이완시켜 부교감신경을 우위상태로 이끌려고 힘쓸 것입니다. 그로 인해 아무리 고통스러운 증상이 나타나더라도 부교감신경으로 인한 치유반응(治癒反應)이라는 점을 이해한다면 서둘러 약을 복용하기보다 찬찬히 그 변화를 지켜보는 여유도 생길 것입니다.

무리를 하면 제일 먼저 나타나는 증상이 어깨 결림입니다. 계속되는 교감신경의 긴장상태로 인하여 근육의 긴장이 풀릴 틈이 없기 때문입니다. 나아가 근육의 긴장은 혈액순환장애와 저체온의 원인이 됩니다.

특히 어깨나 목 부위의 근육이 자주 결리는 이유는 사물을 똑바로 바라보려면 머리가 고정되어야 하는데 이때 가장 많이 사용되는 조직이 바로 목과 어깨 부위의 근육이기 때문입니다. 이렇게 항상 긴장상태를 유지해야 하는 부위에 교감신경의 우위상태가 근육에 긴장을 일으켜 손상을 입게 되는 것입니다.

어깨 결림이라고 가벼이 생각해서는 안 됩니다. 증상이 나타날 때마다 반드시 심신을 이완시켜 부교감신경이 우위인 상태가 되도록 균형을 잡아주어야 합니다.

얼굴빛이 홍조를 띠거나 창백해지는 이유

무리를 하면 안색이 나빠지는데, 얼굴 또한 자율신경의 변화를 여실히 보여주는 부위 중 하나입니다.

화를 내거나 긴장을 하면 얼굴이 홍조를 띱니다. 그 이유는 교감신경 반사작용에 따른 혈액의 울체(鬱滯) 때문입니다. 또 어깨 결림이 심하면 얼굴이 달아오르거나 머리가 무거워질 때가 있습니다. 이는 뇌의 혈액순환이 제대로 이루어지지 않고 막혀 있다는 증거입니다.

뇌에 공급되는 혈액은 동맥을 통하여 전달됩니다. 이때 다소의 근육 긴장이 일어나도 동맥의 기세 덕분에 혈액에는 그다지 큰 영향을 미치지 않습니다. 반면 뇌 속을 빠져 나가는 혈액은 정맥을 통과하는데, 정맥의 경우 근육 긴장의 압박을 받으면 곧바로 혈액순환장애를 일으킵니다. 그래서 울체가 발생하는 것이지요.

또 얼굴색이 창백해질 때가 있습니다. 이 경우는 교감신경이 흥분하면서 동맥까지 압박하여 뇌에 공급되는 혈류를 방해하기 때문입니다.

감기에 걸리면 열이 납니다. 이는 부교감신경이 바이러스 등의 외적에 대항하여 면역 기능과 대사 기능을 높여 교전(交戰) 태세를 갖출 때 나타나는 반응입니다. 체온이 상승하면 림프구가 증가하고 체온이 저하되면 림프구가 감소합니다. 기온이 낮은 곳에서 깜빡 졸기라도 하면 금방 목이 칼칼해지는 등 감기 기운을 느낄 때가 있습니다. 체온이 떨어지면서 림프구가 급격히 감소하여 목의 점막에 달라붙어 있던 바이러스의 침입을 막지 못하여 일어나는 현상이지요.

여하튼 기침, 구토, 설사 등이 일어나는 이유는 모두 외부로부터 침입한 적과 싸우거나, 적을 다시 몸 밖으로 내보내려는 부교감신경의 치유반응입니다. 이러한 부교감신경의 반사작용을 약으로 다스려 치료하려는 생각은 무지(無知)의 극치가 아닐 수 없습니다.

내 몸의 변화를 있는 그대로 귀담아 들을 수 있게 되었을 때 비로소 장수하는 삶의 첫발을 내딛었다고 보면 될 것입니다.

원시인 체조로
체온면역력을 향상시키자

운동으로 면역력이 강한 체질을 만들자

적당히 신체를 자극하는 운동이야말로 장수하는 비결이라 할 수 있습니다. 몸을 움직이면 혈액순환이 좋아지고 몸이 따뜻해집니다. 동시에 근육을 자극하여 열을 발생시키기도 합니다.

열에너지의 대부분은 음식물을 통해서 얻어지지만 근육을 자극할 때도 열이 발생합니다. 따라서 운동으로 체내에 열원(熱源)을 만드는 효과도 얻을 수 있습니다.

또한 운동을 통한 근육 단련은 노후의 병을 예방하는 차원에서도 효과적입니다. 몸을 따뜻하게 하면 면역력이 좋아지기 때문에 적당한 운동은 '죽을 때까지 무병장수' 하는 비법이나 마찬가지이지요.

나에게 있어서 '마음 내킬 때 할 수 있는 밭일' 은 가장 효과적인 운동이라 생각합니다. 그러나 현대를 사는 도시인들에게는 그러한 여건이 허락되지 않습니다. 그래서 간단한 체조를 익혀두고 매일 규칙적으로 하는 방법을 권하고 싶습니다.

누구나 쉽게 할 수 있는 원시인 체조

　누구나 쉽게 따라할 수 있는 효과적인 '원시인 체조'를 소개하고자 합니다. 나는 하루도 거르지 않고 국민체조와 함께 다음의 ①~④까지의 원시인 체조를 매일 10회씩 3번 반복합니다. 이 4가지 체조로 대부분의 신체 부위를 단련할 수 있습니다.

　이 체조를 매일 꾸준하게 지속하면 혈액순환이 원활해져 체온이 상승하고 적당한 근육도 유지할 수 있을 것입니다. 면역력도 현저히 향상됩니다. 간단한 동작이므로 마치 원시인이 되었다고 생각하고 시도해 보기 바랍니다.

간단하고 효과적인 원시인 체조

① 8자 체조
다리를 어깨넓이로 벌리고 팔을 들어 공중에서 8자를 그린다.

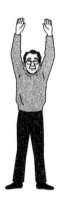
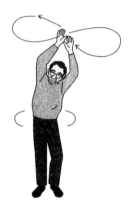

② 팔 흔들기 체조
다리를 어깨넓이로 벌리고 팔을 앞뒤로 흔든다. 팔이 뒤쪽으로 향할 때 힘을 주고 그 반동으로 앞쪽으로 이동할 수 있도록 한다. 저울의 추를 연상하면 된다.

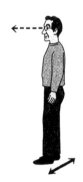
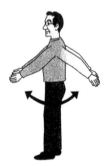

③ 다리 굽혀펴기 운동
율동감 있게 무릎을 굽혔다 펴는 동작이다. 사이사이 고관절을 벌린 채 굽혀펴는 동작을 가미하면 더욱 효과적이다.

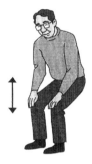
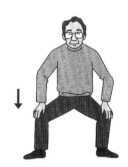

④ 흔들흔들 체조
율동감 있게 무릎을 굽혀펴기하면서 허리를 좌우로 흔들고 양손은 번갈아가며 엉덩이를 쓰다듬는다.

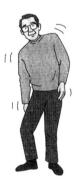
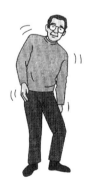

① 8자 체조

먼 옛날 인류가 두 발로 걷기 전에는 두 팔을 뻗어 나무에 매달려 생활하는 시간이 많았을 것입니다. 하지만 두 발로 서기 시작하면서 팔을 위로 올리는 동작을 취할 일이 거의 없어졌습니다.

앞의 그림처럼 마치 원시인이 된 듯 두 팔을 들어 8자를 그리며 몸을 흔들어주면 전신의 근육에 영향이 미치는 것을 느낄 수 있을 것입니다. 이 동작은 단순한 팔운동에 그치지 않고 비틀어주는 동작이 가미되어 전신을 자극하는 효과를 얻을 수 있습니다. 즉, 효율적으로 근육을 단련시키는 운동인 셈이지요. 나는 이 체조를 시작하고 나서 체중은 그대로 유지하면서 상당량의 체지방을 줄일 수 있었습니다.

② 팔 흔들기 체조

다음은 8자 체조로 뻐근해진 팔을 풀어주는 동작입니다. 이 동작은 상반신을 단련시키는 효과가 있습니다. 상반신의 근육은 의도적으로 자극하지 않으면 좀처럼 움직일 기회가 없는 부위입니다. 따라서 팔을 흔들어 견관절(肩關節)을 움직이면 상반신의 혈액순환이 촉진되어 어깨 결림 등을 예방할 수 있습니다.

③ 다리 굽혀펴기 운동

무릎관절은 다리의 중추나 다름없는 부위입니다. 무릎운동은 관절의 움직임을 부드럽게 하는 작용을 합니다. 노인들이 병든 생활을 하게 되는 원인으로 노화로 인한 무릎관절의 변형을 들 수 있는데, 이를 예방하는 차원에서도 다리 굽혀펴기 운동은 중요합니다.

뻣뻣해진 무릎관절 때문에 동작하는 데 힘이 든다면 목욕을 하면서 욕조에 몸을 담근 상태로 굽혔다 펴는 동작을 반복해 보세요. 무릎 부위를 따뜻하게 하는 동시에 운동도 할 수 있어 일석이조(一石二鳥)의 효과를 얻을 수 있습니다.

④ 흔들흔들 체조

마지막 동작은 허리운동입니다. 마치 한때 유행한 디스코를 연상케 하는 동작입니다. 핵심은 율동적으로 허리를 틀어주는 데에 있습니다. 이 동작은 허리의 근육을 자극하여 요통 등을 예방하는 효과가 있습니다.

나의 경우에는 ①~④의 체조에 추가하여 손힘을 단련하는 운동도 거르지 않고 있습니다. 하루 중 대부분의 시간을 보내는 연구실에서 틈틈이 악력기로 근력운동을 합니다.

내가 악력운동을 하게 된 이유는 원시인은 현대인보다 훨씬 강한 손힘을 지녔음에 틀림없다는 직감 때문이었습니다. 내가 이 운동을 시작한 지 얼마 안 되어서 "손힘의 강도와 치매는 반비례한다"는 내용의 신문기사가 보도되었는데, 그 기사를 읽으면서 내심 내 생각이 틀리지 않았음을 확신할 수 있었습니다.

산 책 대 신 집 주 변 청 소

스트레스 해소 때문에
과민해질 필요는 없다

스트레스 해소를 위한 노력이 스트레스가 된다

생활 속에서 스트레스를 쌓아두지 않도록 주의를 기울이는 건 매우 바람직한 자세입니다. 그러나 지나치게 건강을 중시하여 한시도 경계 태세를 늦추지 않는 생활이란 상상만 해도 답답함이 옮아오는 듯합니다.

나는 오래전부터 스트레스 해소 차원에서 자주 산책을 해왔습니다. 하지만 요즈음은 일부러 나서는 일이 뜸해졌습니다. 어느 날 문득 주위 사람들의 표정이 그다지 즐거워 보이지 않는다는 생각이 들고부터 산책을 그만두게 된 것이지요.

꽤 오래전부터 많은 사람들이 건강을 위하여 산책을 하였습니다. 특히 빠른 걸음이 혈압 강하(降下)에 효과적이라는 연구결과가 알려지면서 크게 유행을 하게 되었습니다.

그런데 공원 등을 나가보면 산책을 하는 사람들의 표정이 하나같이 지루함이 묻어나고 비장함마저 느껴집니다. 그저 묵묵히 앞만 보고 걷는 로봇처럼 여유란 찾아볼 수 없습니다. 아무래도 무의식적으로 걷게 되는 단조로움이 원인인 듯싶습니다.

말없이 앞만 바라보고 걷는 사람들을 보고 있자니 오히려 숨이 막히는 듯하여 산책에 대한 열의가 단번에 식어버리고 말았습니다. 그래서 요즘은 산책 대신 이른 아침 쓰레기를 내놓는 일로 하루를 시작합니다. 종류별로 분류한 다음 쓰레기 집하장에 갖다놓는 게 나의 첫 일과입니다. 그리고 출근 전까지 남은 시간에는 집 주변을 청소합니다.

잡초가 무성해질 무렵이면 풀 뽑는 일에 열정을 쏟기도 합니다. 간혹 너무 집중한 나머지 집 앞 공터로까지 범위를 넓힐 때도 있습니다. 이렇게 뽑아낸 잡초는 퇴비용 통에 넣거나 땅 속에 묻어 토양을 기름지게 하는 데 이용합니다. 이쯤 되면 운동량도 상당하여 적잖이 온몸에 땀이 배어나올 정도이지요. 일을 마치고 나서는 기분 좋게 샤워를 하고 아침 식사를 한 다음 연구실로 향합니다.

나는 어릴 적부터 칭찬에 약하여 어머니의 '잘한다'는 말 한마디가 듣고 싶어 마당청소를 도맡아 하던 아이였습니다. 본디부터 단순했던 성격은 지금도 변함이 없는가 봅니다. 어떻게 그 많은 일을 매일 아침 할 수 있느냐고 의아해할 수도 있습니다. 하지만 눈 뜨는 동시에 바로 시작하기 때문에 직장이며 학교로 나서는 사람들로 부산해질 무렵이면 다 끝마칠 수 있습니다.

이러한 일에 부끄럽다는 생각을 해본 적은 없지만 사람들이 지나다니지 않는 한적한 시간대에 하는 편이 집중도 되고 시선도 신경 쓰이지 않아 마음 편히 할 수 있습니다. 남의 눈을 의식하지 않고 손을 부지런히 움직이면서 잡초를 뽑으며 무심결에 가요 한 구절이라도 흥얼거리다 보면 기분전환이 되기도 합니다.

만일 매일같이 일정 시간을 산책에 할애할 수 있다면 이제껏 투자했던 시간을 반으로 줄이고 남은 시간에 뇌와 손끝을 동시에 사용할 수 있고 더군다나 즐길 수 있는 소일거리를 병행하도록 권하고 싶습니다.

때로는 몸에 부담을 주는 일도 도움이 된다

아무리 좋다는 운동도 고행 중인 수도승(修道僧)과 같은 마음가짐으로 임한다면 역효과를 부를 수 있습니다. 더구나 스트레스를 해소하겠다고 마치 수도승이라도 된 양 고행을 감내한다면 오히려 스트레스를 쌓는 결과를 부를 것입니다. 그러나 가끔은 몸에 다소 부담이 되는 '악행(惡行)'도 가미하면서 숨통을 틀 수 있는 여유를 부릴 필요가 있습니다.

나에게 있어서 다소의 악행이란 맘껏 술을 마시는 일입니다. 물론 소위 말하는 필름이 끊길 정도의 폭음(暴飮)이 아닌 약간의 과음(過飮)을 할 때가 종종 있습니다. 이것조차 절제한다면 삶의 의미를 되묻고 싶어질지 모릅니다.

또 본업이라 할 수 있는 논문 작성도 다소의 악행이라 볼 수 있을 것입니다. 가급적이면 무리하지 않도록 신경을 쓰면서도 한번 빠져들기 시작하면 몇 시간이고 책상머리를 떠날 줄 모르기 때문입니다. 꼬리에 꼬리를 물고 떠오르는 생각들을 바로 옮겨 적지 않으면 기억에서 사라져버릴 것만 같은 불안감에 사로잡혀 좀처럼 멈출 줄을 모릅니다.

결국 일단락 짓고 나면 피곤이 물밀듯이 밀려옵니다. 눈의 피로는 물론 구부정한 자세로 장시간 작업을 하다 보니 어깨 결림 등과 같은 통증도 만만치 않지요. 그렇지만 가끔은 이 정도의 부담을 주는 편이 신체의 저항력(抵抗力)을 키우는 데 도움이 됩니다.

몸에 좋다는 것에 집착하며 스트레스를 극단적으로 기피하다 보면 오히려 다소의 자극에도 과민반응을 보이게 되고 결국 스트레스에 대한 내성(耐性)을 잃게 됩니다.

즐겁고 기분 좋다고 느끼는
감정이 중요하다

기분이 좋아지고 즐거울 수 있어야 한다

현대인에게 흔한 정신적 스트레스는 본디 현실과 이상의 차이에서 오는 괴리감 때문에 찾아오는 것입니다. '하는 수 없지'라며 웃어넘길 수 있는 사람이 있는가 하면 '어떻게 이럴 수가'라며 고통의 나락(那落)으로 빠져버리는 사람도 있습니다. 이처럼 같은 상황에서도 스트레스를 느끼는 정도는 하늘과 땅 차이만큼이나 큽니다.

사고방식을 전환하거나 감정을 조절하는 방법을 익힌다면 다소 스트레스를 경감시킬 수 있습니다. 성격에 따라서 하루아침에 마음가짐을 바꾸기란 좀처럼 어려운 사람도 있기 마련입니다. 그렇지만 무엇보다 중요한 건 스트레스가 누적되면 교감신경의 우위상태가 이어져 결국 병을 자초하고 만다는 사실입니다. 따라서 부교감신경의 자극을 통하여 몸을 이완시켜 스트레스를 해소해야 합니다.

스트레스를 해소하는 방법은 다양합니다. 어떤 방법이 내게 적합할지는 자신의 감성에 맡길 수밖에 없습니다. 뇌가 기분이 좋다거나 즐겁다고 느낄 수 있는지가 중요합니다. 일반적으로 혈액순환을 촉진하는 방법들이 스트레스 해소에 도움이 됩니다. 그렇다면 혈액순환 촉진작용을 판단하는 기준은 무엇일까요? 그것은 스스로 '기분이 좋다', '즐겁다'라고 느낄 수 있느냐에 달려 있는 것입니다.

자신에게 맞는 스트레스 해소법을 찾아라

나의 경우 휴일이면 찾아가는 찜질방과 저녁식사 전에 음악을 들으며 홀짝거리는 약주 한 잔이 최상의 스트레스 해소법입니다. 식사 준비가 완료되는 동시에 끝을 맺는 한 시간여 남짓한 치유의 시간이야말로 나에게는 극락세계나 마찬가지인 것입니다.

30대, 40대 때는 장기나 바둑을 두는 게 취미였습니다. 하지만 눈이 피로하다는 이유로 요즘은 그만두게 되었습니다. 장기든 바둑이든 두어 차례 연거푸 두다보면 서너 시간은 눈 깜짝할 사이에 지나가 버립니다. 그 사이에 계속 판만 뚫어져라 바라보고 있으니 당연히 피곤할 수밖에 없지요. 직업상 글을 쓰는 일이 많아 더 이상 눈을 혹사해서는 안 되겠다는 생각에 지금은 멀리하게 되었습니다.

이런저런 이유로 50대에 접어들면서부터 가만히 앉아있는 것보다 몸을 움직일 수 있는 취미로 전환하게 되었습니다. 즐거운 마음으로 몸을 움직이다 보면 혈액순환이 촉진되고 나아가 기분도 상쾌해집니다. 여름이면 수영을 즐기기도 하는데, 이른 아침 차가운 바닷물을 가르며 나아갈 때의 뼛속까지 시려오는 기분이란 이루 말할 수 없습니다.

7 장

체온면역력을 높이는 식습관

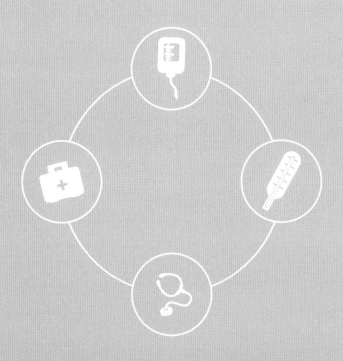

소식을 하면
건강하게 오래 살 수 있다

저체온, 저백혈구 상태의 소식주의자들

누구든지 나이가 들면 젊었을 때보다 식욕이 저하되고 체중도 감소하기 마련입니다. 극히 소량의 음식물만으로 생활하는 경우도 드물지 않습니다. 결론부터 말하자면 건강한 사람이 최소한의 필수영양소만 섭취한다면 체중은 줄어들겠지만 무병장수할 수 있게 됩니다.

건강에 대한 개념은 크게 두 가지로 나뉩니다.

하나는 적당히 근육이 붙고 36.5℃ 전후의 체온과 높은 수준의 면역력을 유지하는 상태를 말합니다. 내가 주장하는 건강한 삶의 기본 유형도 바로 이것입니다. 내가 계속 건강을 유지할 수 있는 이유도 바로 이러한 생활습관을 지켜왔기 때문입니다.

또 하나는 소식생활의 확산에 앞장서고 있는 고다의원의 고다 미쓰오(甲田光雄) 의사의 설입니다. 고다 미쓰오 의사는 소식요법(小食療法)을 이용하여 난치병을 치료하는 내과의로 유명합니다. 그의 주장에 따르면 소식을 하고 저체온일 때를 건강한 상태로 본다고 합니다. 소식생활을 지속하다 보면 체중은 줄어들지만 어느 시기가 되면 얼굴과 피부에 혈색이 돌고 저체온이면서도 건강한 영역에 도달한다는 것입니다.

현미와 채식 중심의 매크로바이오틱(macrobiotic) 건강식을 엄격히 실천하는 사람들은 마른 체형이 특징인데, 이들이 매우 건강하다는 점으로 미루어볼 때 소식주의와 일맥상통하는 부분이 있는 듯합니다.

소식주의자들의 체온은 36℃ 전후로 일반인들보다 약간 낮은 편입니다. 그래서 추위를 탈 것 같지만 실은 정반대로 더위를 못 참습니다. 그 이유는 이들이 느끼는 체감 온도가 실제 온도보다 약간 높은 경향을 띠기 때문이지요.

나와 소식에 대한 의견을 주고받던 할머니도 소식주의자들과 같은 체질이었다고 합니다. 그분은 임종할 때까지 큰 병 한번 앓아본 적이 없을 정도로 건강하게 살다가 93세에 돌아가셨습니다.

여기서 우리가 주목할 점은 본디부터 식사량이 많지 않던 사람이 80세를 넘기면서 현저하게 소식을 하게 되었고, 저녁도 익힌 야채와 두부, 생선회 한두 점 정도만 먹는 생활을 계속하였다는 것입니다. 그리고 더위를 무척 타서 겨울에도 옷을 얇게 입고 선풍기를 틀어놓을 때도 종종 있었다는 것입니다.

또 소식주의자들의 백혈구 수치는 놀라울 정도로 낮습니다. 일반인의 경우 5,000~6,000/㎕(마이크로리터 : 100만 분의 1ℓ) 정도인데 반하여 소식주의자들은 2,000/㎕ 정도에 그칩니다. 언뜻 그다지 건강에 도움이 될 것 같지 않은 수치이지만 극히 건강한 상태임에는 틀림없습니다.

체중이 줄어들면 백혈구 수치도 줄어드는데 소식주의자의 경우는 그 한계 수치까지 떨어지는 셈입니다. '저체온이면서 저체중인 상태'는 곧 인체가 더 이상 보호가 필요 없을 정도로 완벽한 경지에 이른 상태를 말하는 것입니다.

체내에 갖추어진 궁극의 재활용 시스템

하지만 매일같이 만복감을 느낄 정도로 식사를 하던 사람이 갑자기 소식주의자가 되기는 쉽지 않습니다. 완벽한 소식주의자가 되기까지는 우리 몸이 조금씩 그러한 생활에 익숙해질 수 있도록 적응하는 기간이 필요합니다. 시간적 여유를 두지 않고 급하게 몰아붙이면 심한 허탈감을 느끼고 그만 좌절하고 맙니다. 적응기는 약 반년에서 일년 정도로 잡는 편이 바람직하고 이 기간 동안 서서히 식사량을 줄여가야 합니다.

평균적인 하루 섭취량이 약 800kcal 정도의 수준이 될 때까지를 최종 목표로 삼습니다. 나이가 들어 자연히 식사량이 줄어든 상태라면 조금 더 수월하게 적응할 수 있을 것입니다. 영양분 섭취량이 800kcal 정도까지 줄어들면 더 이상 체중이 떨어지지 않는 경계선이 보이기 시작합니다. 체중 감량의 한계에 이르는 것이지요. 때로는 이 지점에 도달하고 나서 조금씩 체중이 늘어나는 사람도 있습니다.

일반적으로 알려진 기초대사량이 1,200kcal라는 점을 고려하면 이렇게 적은 양만 먹고도 과연 일상생활을 유지할 수 있을지 의문이 생깁니다. 그런데 우리 몸은 체내로 흡수되는 영양분의 양이 극단적으로 줄어들면 자동적으로 장내 세균을 이용하여 식이성 섬유를 최대한 재활용하는 영양분 재생 구조를 구축하게 됩니다.

더욱이 대식세포는 대부분의 체내 노폐물을 체외로 배설하지 않고 장벽으로 흡수시켜 재이용될 수 있도록 돕는 역할을 합니다. 한마디로 체내에 완벽한 절약형 재활용 시스템을 갖추게 됩니다.

이쯤 되면 거의 선인(仙人)의 경지에 이르렀다고 보아도 무방합니다. 즉, 소식주의자들이 장수하는 이유는 선인의 생활습관을 본받았기 때문인 것이지요. 이는 마치 선종(禪宗)을 믿는 승려가 매우 적은 양의 채식만으로도 혈색이 좋고 건강하게 살 수 있는 이유와 같습니다. 이 지구상에 식량 위기가 닥쳐도 이들만큼은 평소와 다를 바 없이 건강하게 살아갈 수 있으리라 봅니다.

한편 거식증(拒食症)에 걸린 사람 중에 간혹 뜻하지 않게 선인의 경지에 오르는 경우를 볼 수 있습니다. 거식증 상태가 안정기에 이르면 어느 시기부터 선인의 풍모를 지니게 되는 것이지요.

거식증에 걸린 사람은 선인의 경지에 오르기 전에는 피부색이 검고 칙칙하며 맥도 빨리 뛸 뿐만 아니라 툭하면 화를 내고 부모에게 반항하기 십상입니다. 그러면서 차츰 뼈만 남은 초췌한 모습으로 변해갑니다. 그런데 어느 시기에 이르러 피부색이 맑아지고 생기가 감돌며 성격도 온화하게 변하는 사람이 있습니다. 바로 소식에 적응하기 시작했다는 증거입니다.

나 역시 이 세상을 마감하는 전까지 조금씩 식사량을 줄여가며 선인에 견줄 만한 절약형 체질로 변할 수 있기를 소망합니다.

무병장수를 위한 이상적 식품,
식이성 섬유

몸을 따뜻하게 하고 정장작용을 하는 음식물을 섭취하자

음식물은 신체의 조직을 생성할 뿐만 아니라 인간이 활동하는데 필요한 열에너지를 만드는 재료가 됩니다. 체내에서 충분한 열에너지를 생산해내지 못하면 체온이 떨어지고 신진대사와 같은 생명 유지를 위한 체내 활동이 순조롭게 이루어지지 못합니다. 면역력도 제 실력을 발휘할 수 없게 됩니다.

또한 음식물 가운데 소화가 더딘 음식물을 섭취하면 장운동이 서서히 이루어지기 때문에 부교감신경을 자연스럽게 자극할 수 있고 림프구도 증가합니다.

따라서 평소 몸을 따뜻하게 유지하고 정장작용(整腸作用)을 하는 음식물, 장운동을 촉진하는 음식물을 섭취하면 일상적인 식사만으로 면역력을 향상시켜 무병장수할 수 있는 것입니다.

요즘 들어 일본인은 서구화된 식습관 때문에 셀 수 없을 만큼 다양한 생활습관병에 노출되어 살아가고 있습니다. 반면 건강한 생활을 선호하게 된 서양인들은 일본의 전통식에 주목하기 시작했으니 차마 웃지 못할 상황이 아닐 수 없습니다.

현대를 살고 있는 일본인의 식생활을 살펴보면 동물성 지방과 단백질은 풍부한데 반하여 식이성 섬유는 매우 부족한 편입니다.

조몬시대(繩文時代 : 일본의 선사시대 중 기원전 13,000년경부터 기원전 300년까지의 기간)에는 하루 동안 섭취하는 식이성 섬유의 양이 70~80g 정도였다고 합니다.

그런데 요즘은 하루 섭취량이 16g 정도입니다. 특히 생활습관병 요주의 대상자를 상대로 한 조사에서는 하루 섭취량이 12g도 미치지 못한다는 결과가 나왔습니다.

식이성 섬유는 부교감신경을 자극하는 역할을 한다

식이성 섬유를 충분히 섭취해야 한다는 사실은 다들 잘 알고 있지만, 식이성 섬유가 우리 몸에 어떻게 좋은지에 대해서는 여전히 인식이 부족한 듯합니다.

식이성 섬유의 작용은 일반적으로 잘 알려진 배변을 유도하고 체내 노폐물의 배설을 돕는 데에 그치지 않습니다. 이보다 더 중요한 역할은 장내 세균의 먹이가 된다는 것입니다. 식이성 섬유를 공급받지 못하면 장내 환경은 해로운 균의 장악으로 악화되고 맙니다.

또한 식이성 섬유는 서서히 소화되는 성질이 있습니다. 특히 식이성 섬유가 풍부하게 함유된 우엉과 같은 뿌리채소와 버섯류는 장 속을 서서히 통과하기 때문에 장의 연동운동을 촉진시켜 자연스럽게 부교감신경을 자극하는 효과를 얻을 수 있습니다.

이와 반대로 장내 환경을 저해하는 음식물은 지방질이 많은 고기류입니다. 더구나 장 속에 해로운 균들이 우글거리는 상황이라면 이들 균 때문에 고기 성분이 부패하여 최악의 환경을 조성하게 됩니다.

무병장수를 꿈꾼다면 장내 환경만큼은 무슨 일이 있어도 쾌적한 상태를 유지해야 합니다. 이는 대장암을 예방하는 효과도 얻을 수 있지만 무엇보다 장이 면역 기능을 담당하는 보루(堡壘)나 다름없는 중요한 기관이기 때문입니다.

대부분의 림프구는 장에서 생산됩니다. 그렇기 때문에 장내 환경이 악화되면 면역력에 크나큰 악영향을 미치게 되는 것이지요. 따라서 식사를 통하여 장내 건강을 유지하는 것이야말로 면역력을 향상시켜 장수하는 지름길이라고 할 수 있습니다.

야채 중심의 식사는
미토콘드리아의 에너지원이다

야채는 체내 호흡을 활성화한다

야채를 싫어하는 사람들은 "비타민제가 있는데 굳이 좋아하지도 않는 야채를 먹을 필요가 있느냐?"고 반문합니다. 하지만 야채가 단순히 비타민과 식이성 섬유를 제공하는 데 그치지 않고 실은 더 중요한 임무를 수행하고 있다는 사실을 알아야 합니다. 즉, 체내에서 에너지를 생성하는 데 없어서는 안 되는 칼륨 성분을 야채를 통하여 섭취할 수 있기 때문입니다.

우리가 생명을 유지할 수 있는 이유는 세포 내 미토콘드리아가 산소를 이용하여 에너지를 생산해내기 때문입니다. 즉, 미토콘드리아는 자신의 세포를 발전기(發電機) 삼아 에너지를 만들어내는 구조를 갖추고 있습니다. 이렇게 생산된 에너지는 곧바로 사용되지 않고 산소의 힘을 빌려 ATP(adenosine triphosphate)라는 물질로 변한 다음 이용됩니다.

미토콘드리아가 '발전(發電)'을 할 때 필요한 물질이 칼륨입니다. 에너지를 만들어내려면 영양소에서 얻어낸 수소 원자를 전자(electron)와 양자(proton)로 해리시켜서 사용해야 하는데, 스스로 전자와 양자를 분해할 수 없는 수소는 외부로부터 작용하는 어떠한 힘이 필요합니다. 이 힘이 바로

미토콘드리아의 에너지 생성 구조

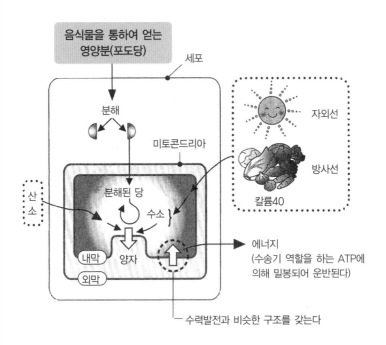

음식물을 통하여 얻는 영양분(포도당)

세포

분해

미토콘드리아

분해된 당

수소

자외선

방사선

칼륨40

산소

내막

양자

외막

에너지
(수송기 역할을 하는 ATP에
의해 밀봉되어 운반된다)

수력발전과 비슷한 구조를 갖는다

미토콘드리아는 산소를 이용하여 당을 에너지로 변환시키는 세포 내 소기관이다. 에너지는 내막의 바깥쪽으로 내보내진 수소의 양자가 다시 내막의 안쪽으로 흘러들어가는 과정에서 수력발전과 비슷한 방법으로 만들어진다. 야채에 함유된 칼륨40은 수소를 전자와 양자로 해리시키는 데 없어서는 안 되는 물질이다.

자외선과 방사선입니다.

미토콘드리아의 활동을 촉진하는 칼륨40

따스한 햇살 아래에서 일광욕을 즐기고 나면 기운이 샘솟고 기분도 좋아집니다. 이는 자외선(일종의 방사선)이 체내 에너지 생산을 촉진시키기 때문입니다. 그런데 체외에서 흡수되는 자외선보다 체내로 들어가 직접적이면서 단번에 수소 원자에 작용할 수 있는 힘이 있다면 효과는 두말이 필요 없을 것입니다.

이런 힘을 가진 물질이 바로 '칼륨40'입니다. 칼륨40이란 질량수가 40인 칼륨으로 방사성 동위원소를 말합니다. 이것은 미량의 방사선을 방출하면서 분해되는 성질이 있습니다. 그래서 수소 원자를 분리시키는 작용을 하게 됩니다. 야채나 과일을 섭취했을 때 상쾌해지는 이유가 바로 체내 호흡이 촉진되기 때문입니다.

참고로 칼륨40은 방사선을 방출하며 분해된 다음 칼슘이 됩니다. 그러므로 굳이 우유를 마시지 않아도 야채나 잔 생선 등을 섭취하면 체내에 필요한 칼슘을 충분히 섭취할 수 있게 되는 것이지요.

요즈음 아키타(秋田) 현의 타마가와 온천이나 돗토리(鳥取) 현의 미사사 온천처럼 라듐 방사능 온천이 인기를 끌고 있습니다. 그런데 방사능이라는 말만 들어도 위험하지 않을까 생각하는 사람들이 있을 수 있습니다. 분명 다량의 방사능에 노출되면 생명까지 빼앗아갈 만큼 위험합니다. 하지만 적당한 양의 방사능은 우리 몸에 원기(元氣)를 불어넣는 작용을 합니다.

아이들은 왜
편식을 하는가

아이들은 부교감신경 체질이다

흔히 편식(偏食)을 하는 아이는 몸이 허약하여 무병장수할 수 없다고 생각하기 쉽지만 이는 아무런 근거도 없는 일종의 설에 지나지 않습니다. 물론 야채에 손도 대려 하지 않는다거나, 고기나 생선은 쳐다보지도 않는다면 문제가 될 수 있습니다. 그러나 다른 식품으로 대체하여 필요한 영양소만 제대로 섭취할 수 있다면 걱정하지 않아도 됩니다. 간혹 아이의 편식습관을 고쳐 보려고 동분서주하는 어머니들이 있는데, 그 정도로 예민하게 대처할 필요는 없다는 것이지요.

아이들은 피망이나 당근처럼 개성이 강한 야채 종류나 초절임, 또는 고추냉이처럼 자극이 강한 향신료, 쓴맛을 내는 식품을 싫어하기 마련입니다. 물론 그렇지 않은 아이들도 있지만 말입니다. 어찌 보면 신기하기도 합니다. 그런데 아이들의 이런 반응에는 합당한 이유가 있습니다.

아이들은 엄청난 기세로 성장합니다. 그래서 이 시기에는 더 많은 성장 에너지를 흡수할 수 있도록 자율신경이 부교감신경 쪽으로 크게 편중된 상태를 유지하게 됩니다. 아이들의 편식은 이러한 생체리듬에 따른 극히 자연스러운 반응인 것입니다.

아이들이 피망을 싫어하는 이유

자율신경은 기본적으로 부교감신경이 지나치게 우위일 때면 교감신경을 자극할 수 있는 무언가를 이용하여 심신에 생기를 불어넣는 기능을 갖추고 있습니다. 당연히 교감신경이 지나치게 우위일 때면 부교감신경을 자극하여 심신을 이완시킵니다.

그런데 아이 시절처럼 부교감신경 쪽으로 지나치게 편중된 상태에서는 교감신경을 과도하게 자극하는 물질에 대하여 '싫다', '불쾌하다'라고 느끼는 경향이 있습니다. 이처럼 교감신경을 자극하는 물질에 상당히 민감해진 상태에 개성이 강할 뿐더러 교감신경을 지나치게 자극하는 식품을 보면 혐오감부터 앞서게 됩니다. 그렇기 때문에 아이들은 피망이라면 고개부터 돌리고 맙니다.

하지만 성장과 더불어 교감신경과 부교감신경이 균형을 이루게 되면 그렇게 보기 싫던 음식을 자연히 입에 댈 수 있게 됩니다. 그러므로 아이가 싫다는 음식물을 무리해서 먹이려 하지 말고 즐거운 식사 분위기를 조성하는 데 신경 쓰는 편이 아이들의 성장에도 도움이 됩니다.

아이들은 알레르기 질환을 많이 앓게 되는데, 그 이유 역시 부교감신경으로 편중된 성장기 체내에서 림프구가 과다 생성되기 때문입니다. 신체적인 성숙과 함께 자연히 알레르기 증상이 사라지는 경우가 많은 이유도 자율신경의 균형이 차츰 안정을 찾기 때문입니다.

현미 중심의 식사로 균형 잡힌
전통식 식습관을 들이자

현미와 채식이 기본이다

무병장수를 위한 '건강식'이 갖추어야 할 요소라 하면 균형 잡힌 영양
섭취와 소화기관을 서서히 자극할 수 있어야 한다는 점을 들 수 있습니다.
그런 의미에서 전통식 중심의 식사는 가장 바람직한 식단이라 하겠습니다.
전통식은 주식을 중심으로 다양한 식품을 균형 있게 섭취할 수 있다는 점
에서 그야말로 면역력을 향상시킬 수 있는 장수식(長壽食)인 셈입니다.

그중에서도 현미는 주식으로 추천하고 싶은 식품 중 하나입니다. 흰쌀의
경우는 정제과정을 거치기 때문에 쌀겨나 배아와 같은 영양소를 가장 많이
함유한 부분이 제거되고 맙니다.

반면 현미의 경우는 탄수화물을 시작으로 단백질, 미네랄, 비타민 B군
등과 같이 생명을 유지하는 데 필요한 영양소가 다량으로 함유되어 있습니
다. 식이성 섬유도 흰쌀에 비하여 무려 6배나 많다고 합니다.

더욱이 쌀겨에 함유된 특정 성분에는 암세포에 아포토시스(apoptosis :
세포 자살)를 일으키는 항암작용이 있다는 연구결과도 발표된 바 있습니다.
하루도 거르지 않고 섭취하는 주식이므로 그만큼 섭취하는 세월이 길어지

기 때문에 건강을 좌우하게 되는 것입니다.

하지만 현미라고 무조건 몸에 좋지만은 않습니다. 사실 현미는 종자 그 자체입니다. 따라서 위험으로부터 스스로 몸을 지키려는 식물적 본능을 갖추고 있기 마련입니다. 즉, 동물에게 다량으로 섭취되지 않도록 다소의 독소(주로 피틴산을 가리킨다)를 품고 있습니다. 피틴산이란 성분에는 영양흡수를 저해하는 성질이 있습니다.

그래서 현미만 섭취하는 사람이 다소 수척해지는 것입니다. 체질에 따라서는 내장 활동에 문제를 일으킬 때도 있고, 색소 침착을 일으켜 피부색이 칙칙해지기도 합니다. 이런 이유로 나는 현미만 고집하지 않고 가끔 흰쌀을 섞거나 5분도미(五分搗米) 또는 7분도미(七分搗米)한 쌀로 지은 밥을 먹습니다.

감성을 길러 현명한 식사를 하자

현미 · 채식은 현미를 적극적으로 적용한 전통식 정도로 이해하면 될 것입니다. 주식인 현미를 중심으로 생선(통째로 먹는 잔 생선), 야채, 콩류, 해조류, 버섯류 등의 부식을 곁들입니다. 달걀이나 고기류, 우유 등을 매일 섭취할 필요는 없습니다.

내가 한달 동안 고기를 먹는 횟수는 손가락으로 꼽을 정도입니다. 만약 우리가 석기시대를 살고 있다면 운 좋게 사냥에 성공한 날이나 잔치를 벌이고 잡아온 고기를 먹을 수 있을 것입니다. 고기는 이 정도의 감각으로 가끔씩 섭취하기만 하면 됩니다.

식사의 기본은 현미 · 채식이다

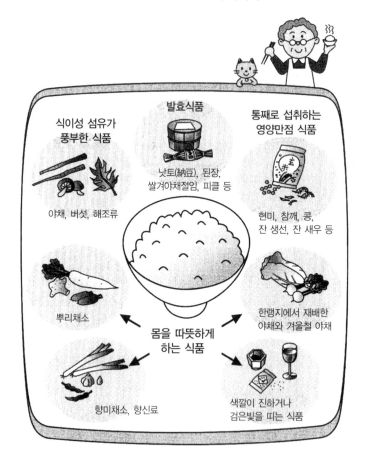

식이성 섬유가 풍부한 식품
야채, 버섯, 해조류

발효식품
낫토(納豆), 된장, 쌀겨야채절임, 피클 등

통째로 섭취하는 영양만점 식품
현미, 참깨, 콩, 잔 생선, 잔 새우 등

뿌리채소

한랭지에서 재배한 야채와 겨울철 야채

몸을 따뜻하게 하는 식품

향미채소, 향신료

색깔이 진하거나 검은빛을 띠는 식품

현미 · 채식이란 주식인 현미를 중심으로 야채, 대두제품, 생선 등을 부식으로 섭취하는 이를테면 전통식을 말한다. 특히 위의 그림에서 제시한 네 부류의 식품을 적절히 섞어가면서 식단을 구성하면 필수영양소를 골고루 섭취하는 동시에 면역력을 향상시키는 효과도 거둘 수 있는 일석이조의 식생활을 영위할 수 있다.

하지만 전통식 식습관을 반드시 지켜야 한다는 부담감을 갖게 되면 모처럼의 식사가 책임감 때문에 즐거울 수 없습니다. 그 기본원리를 제대로 파악하고 적당히 자신의 감각에 맞추어 조절하는 것이 오랫동안 전통식을 즐길 수 있는 요령입니다.

영양학에서는 '하루 30가지의 식품'을 섭취하도록 권장합니다. 하지만 내 생각으로는 다소 과한 느낌이 듭니다. 그 때문인지 좀처럼 실천에 옮기지 못하고 있습니다. 물론 때로는 30여 가지가 넘는 식품을 섭취하는 날도 있을 수 있습니다.

그러나 동물이든 식물이든 생명체라면 적당히 배부른 느낌을 선호하기 마련입니다. 전문가가 권한다고 하여 반드시 따라야 하는 법은 없습니다. 결국 자신의 감각으로 지혜로운 식사를 하면 된다는 점을 전하고 싶을 따름입니다.

기본 원리를 지키면서 맛있게 먹는
아보 교수의 일주일 식단

이것이 바로 아보 교수가 실천하는 식단이다

나의 집에서는 식사 때마다 변함없이 따르는 규칙이 있습니다. 바로 '현미식(20% 발아현미 포함)과 우엉 반찬' 이 항상 밥상에 올라야 한다는 것입니다. 이렇게 정한 최소한의 기본사항은 지키면서도 전문가가 권한 기준에 필요 이상으로 집착하지 않고 자신의 취향과 감성을 살려 맛있는 식생활을 실천하고 있습니다.

다음은 작년 가을 즈음 내가 집에서 실천한 일주일 동안의 식단입니다.

① 월요일

- 아침 – 흰쌀과 검정약쌀을 9 : 1의 비율로 섞어 지은 밥, 두부와 파만 넣고 끓인 된장국, 가지절임, 채 썬 우엉볶음(상비식), 삶은 풋콩, 연어 알젓(아오모리 현에 살고 계시는 어머님이 보내주셨다), 데친 브로콜리, 복숭아 2쪽
- 점심 – 도시락(대부분 아침에 먹은 반찬으로 싼 도시락이다)
- 저녁 – 버섯밥, 대구와 두부를 넣은 지리탕, 야채볶음

② 화요일

- 아침 - 버섯밥, 한국산 김을 곁들인 된장국, 식용국화·배추무침, 구운 간송어, 버섯다시마 간장조림, 자연산 고추냉이절임(이즈 특산물)

- 점심 - 도시락

- 저녁 - 자연산 고추냉이절임을 안주 삼아 따뜻하게 데운 정종 1홉, 5분도미로 지은 생선알밥(연어살과 연어알을 넣어 만드는 동북지방 요리), 맑은 장국, 밑반찬(우엉·표고버섯·곤약·어묵 등을 삶거나 조림), 야채볶음

③ 수요일

- 아침 - 현미밥, 무된장국, 구운 간대구, 해산물 간장조림, 배와 자몽 약간

- 점심 - 도시락

- 저녁 - (내 생일인 관계로) 일본식 소고기전골, 5분도미로 지은 밥

④ 목요일

- 아침 - 흰쌀과 발아현미를 8 : 2로 섞어 지은 밥, 한국산 김을 곁들인 된장국, 비지야채볶음(상비식), 배추유채잎무침, 버섯다시마무침, 낫토(納豆 : 푹 삶은 메주콩을 발효시킨 일본식 청국장)

- 점심 - 도시락

- 저녁 - 오징어순대를 안주 삼아 따뜻하게 데운 정종 1홉, 흰쌀과 현미

를 5 : 5 비율로 지은 밥, 두부야채 맑은 장국, 가자미찜, 야채볶음

⑤ 금요일

- 아침 – 현미밥, 맛버섯과 유부를 넣은 된장국, 낫토, 우엉된장조림(상
  비식)
- 점심 – 도시락
- 저녁 – 5분도미로 지은 밥, 소고기구이(등심 · 갈비 등의 소고기와 양배
  추 · 가지 · 양파 · 새송이버섯 등 각종 야채), 김치

⑥ 토요일

- 아침 – 흰쌀과 발아현미를 8 : 2로 섞어 지은 밥, 미역된장국, 채 썬 우
  엉볶음(상비식), 고등어통조림, 매실장아찌
- 점심 – 메밀국수
- 저녁 – 흰쌀과 발아현미를 8 : 2로 섞어 지은 밥, 버섯국, 일반적인 밑
  반찬, 두부전골, 시금치무침

⑦ 일요일

- 아침 – 현미밥, 토란된장국, 전갱이포, 순무쌀겨절임
- 점심 – 유부우동
- 저녁 – 5분도미로 지은 밥, 잡탕전골(양배추 · 파 등 여러 종류의 야채,
  돼지고기, 어묵)

이상의 메뉴를 보아도 나만의 특별한 식이요법(食餌療法)이 따로 있지 않다는 사실을 잘 알 수 있을 것입니다. 다만 현미식과 우엉 반찬은 거의 매일 빠뜨리지 않고 식탁에 오릅니다. 앞에서 말한 바와 같이 전문가가 권한 기준에 필요 이상으로 집착하지 않고 자신의 취향과 감성을 살려 맛있는 식생활을 실천하는 것이 중요합니다.

내 책을 읽었다는 환자분들로부터 전화가 오기 시작하여 병에 관한 상담을 받는 일이 많아졌습니다. 그들과 상담하면서 자기가 받고 있는 의료에 대해 불안을 안고 있는 사람이 매우 많다는 것을 알게 되었습니다.

때로는 가족이나 이미 돌봐주고 있는 의사와의 의리도 있고 해서, 자기가 받고 싶어하는 치료를 받을 수가 없다고 전화에 대고 우는 분도 계셨습니다.

병은 원인을 추구하고, 그 원인을 제거하는 일로서만 낫는 것입니다. 우리는 너무나도 의사나 매스컴의 말을 과신하여 듣지도 않는 약을 계속 먹고 있는 것이 아닐까요.

예컨대 조기발견·조기치료라는 말에서 현재의 의료로는 조기 아닌 암은 고칠 수 없다는, 즉 치료법이 틀렸다는 일을 알아차리는 여부는 감성(感性)의 문제입니다. 처방된 약이 효과가 있는가, 없는가 여부를 자기 힘으로 분간하지 않으면 안 되는 시대입니다.

언뜻 보기에 틀림없어 보이는 경우에도 의심해 보는 일이 필요합니다. 의사가 하라는 그대로 하고 있는데도 병이 낫지 않는 이유는 무엇인지 스스로 생각해보십시오. 원인은 반드시 눈에 보이는 형태로 존재할 것입니다. 찾지 못하는 경우는 원인을 탐구하는 노력이 아직 부족하다는 것입니다.

'이상하다'라고 알아차리는 감성이 필요한 것은 환자뿐만이 아닙니다. 의사측도 감성을 상실하고 있습니다. 어느 쪽인가 한편이 나쁜 것이 아니고, 서로가 둔감해져 있다는 것이 문제이지요. 이는 지식 편중의 사회에서 자연의 섭리나 자연의 감성을 망각한 생활을 하고 있는 사회 전체의 문제라고 생각됩니다. 그렇기 때문에 감성을 연마하도록 하기 위해서 이 책을 정리하게 되었습니다.

병을 고치는 것은 자기 자신입니다. 의사나 약은 자기가 고치려고 하는 힘을 도와주는 일밖에 못합니다. 자기가 믿는 치료를 받을 수 있도록 이 책이 도움이 된다면 다시없는 보람으로 여깁니다.

아보 도오루(安保徹)

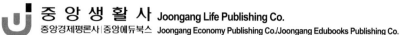

중 앙 생 활 사 Joongang Life Publishing Co.
중앙경제평론사 | 중앙에듀북스 Joongang Economy Publishing Co./Joongang Edubooks Publishing Co.

중앙생활사는 건강한 생활, 행복한 삶을 일군다는 신념 아래 설립된 건강 · 실용서 전문 출판사로서
치열한 생존경쟁에 심신이 지친 현대인에게 건강과 생활의 지혜를 주는 책을 발간하고 있습니다.

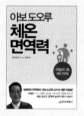

아보 도오루 체온면역력

초판 1쇄 발행 | 2015년 3월 20일
초판 5쇄 발행 | 2022년 10월 29일

지은이 | 아보 도오루(安保徹)
옮긴이 | 김기현(GiHyeon Kim)
감수자 | 한승섭(SeungSub Han)
펴낸이 | 최점옥(JeomOg Choi)
펴낸곳 | 중앙생활사(Joongang Life Publishing Co.)

대　표 | 김용주
편　집 | 한옥수 · 백재운 · 용한솔
디자인 | 박근영
인터넷 | 김회승

출력 | 삼신문화 종이 | 에이엔페이퍼 인쇄 | 삼신문화 제본 | 은정제책사
잘못된 책은 구입한 서점에서 교환해드립니다.
가격은 표지 뒷면에 있습니다.

ISBN 978-89-6141-152-3(03510)

원서명 | 體溫免疫力 ─ 安保徹の新理論!

등록 | 1999년 1월 16일 제2-2730호
주소 | ㉾ 04590 서울시 중구 다산로20길 5(신당4동 340-128) 중앙빌딩
전화 | (02)2253-4463(代) 팩스 | (02)2253-7988
홈페이지 | www.japub.co.kr 블로그 | http://blog.naver.com/japub
네이버 스마트스토어 | https://smartstore.naver.com/jaub 이메일 | japub@naver.com
♣ 중앙생활사는 중앙경제평론사 · 중앙에듀북스와 자매회사입니다.

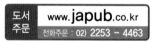

도서
주문
www.japub.co.kr
전화주문 : 02) 2253 - 4463

※ 이 도서의 국립중앙도서관 출판시도서목록(CIP)은 서지정보유통지원시스템 홈페이지(http://seoji.nl.go.kr)와
국가자료공동목록시스템(http://www.nl.go.kr/kolisnet)에서 이용하실 수 있습니다.(CIP제어번호: CIP2015005945)

중앙생활사/중앙경제평론사/중앙에듀북스에서는 여러분의 소중한 원고를 기다리고 있습니다. 원고 투고는 이메일을
이용해주세요. 최선을 다해 독자들에게 사랑받는 양서로 만들어드리겠습니다. **이메일** | japub@naver.com